Kohlhammer

Der Autor

Prof. Dr. phil. Rainer Sachse, Psychologischer Psychotherapeut, Supervisor und Dozent, ist Leiter des Instituts für Psychologische Psychotherapie (IPP) in Bochum.

Rainer Sachse

Psychotherapie von Persönlichkeitsstörungen

Eine verhaltenstherapeutisch-klärungsorientierte Anleitung

Verlag W. Kohlhammer

Dieses Werk einschließlich aller seiner Teile ist urheberrechtlich geschützt. Jede Verwendung außerhalb der engen Grenzen des Urheberrechts ist ohne Zustimmung des Verlags unzulässig und strafbar. Das gilt insbesondere für Vervielfältigungen, Übersetzungen, Mikroverfilmungen und für die Einspeicherung und Verarbeitung in elektronischen Systemen.

Pharmakologische Daten, d. h. u. a. Angaben von Medikamenten, ihren Dosierungen und Applikationen, verändern sich fortlaufend durch klinische Erfahrung, pharmakologische Forschung und Änderung von Produktionsverfahren. Verlag und Autoren haben große Sorgfalt darauf gelegt, dass alle in diesem Buch gemachten Angaben dem derzeitigen Wissensstand entsprechen. Da jedoch die Medizin als Wissenschaft ständig im Fluss ist, da menschliche Irrtümer und Druckfehler nie völlig auszuschließen sind, können Verlag und Autoren hierfür jedoch keine Gewähr und Haftung übernehmen. Jeder Benutzer ist daher dringend angehalten, die gemachten Angaben, insbesondere in Hinsicht auf Arzneimittelnamen, enthaltene Wirkstoffe, spezifische Anwendungsbereiche und Dosierungen anhand des Medikamentenbeipackzettels und der entsprechenden Fachinformationen zu überprüfen und in eigener Verantwortung im Bereich der Patientenversorgung zu handeln. Aufgrund der Auswahl häufig angewendeter Arzneimittel besteht kein Anspruch auf Vollständigkeit.

Die Wiedergabe von Warenbezeichnungen, Handelsnamen und sonstigen Kennzeichen in diesem Buch berechtigt nicht zu der Annahme, dass diese von jedermann frei benutzt werden dürfen. Vielmehr kann es sich auch dann um eingetragene Warenzeichen oder sonstige geschützte Kennzeichen handeln, wenn sie nicht eigens als solche gekennzeichnet sind.

Es konnten nicht alle Rechtsinhaber von Abbildungen ermittelt werden. Sollte dem Verlag gegenüber der Nachweis der Rechtsinhaberschaft geführt werden, wird das branchenübliche Honorar nachträglich gezahlt.

Dieses Werk enthält Hinweise/Links zu externen Websites Dritter, auf deren Inhalt der Verlag keinen Einfluss hat und die der Haftung der jeweiligen Seitenanbieter oder -betreiber unterliegen. Zum Zeitpunkt der Verlinkung wurden die externen Websites auf mögliche Rechtsverstöße überprüft und dabei keine Rechtsverletzung festgestellt. Ohne konkrete Hinweise auf eine solche Rechtsverletzung ist eine permanente inhaltliche Kontrolle der verlinkten Seiten nicht zumutbar. Sollten jedoch Rechtsverletzungen bekannt werden, werden die betroffenen externen Links soweit möglich unverzüglich entfernt.

1. Auflage 2022

Alle Rechte vorbehalten
© W. Kohlhammer GmbH, Stuttgart
Gesamtherstellung: W. Kohlhammer GmbH, Stuttgart

Print:
ISBN 978-3-17-039762-0

E-Book-Formate:
pdf: ISBN 978-3-17-039763-7
epub: ISBN 978-3-17-039764-4

Geleitwort zur Buchreihe

Wer in die Vergangenheit blickt, stellt fest: Psychotherapie ist immer im Wandel.

Nach einer Phase der methodenspezifischen Diversifizierung spielen in der heutigen ambulanten und stationären Versorgung von Patientinnen und Patienten mit psychischen Erkrankungen störungsspezifische Behandlungsansätze eine zunehmende Rolle. In vielen Fällen sind diese verhaltenstherapeutisch geprägt und multimodal aufgebaut. Dabei werden nicht nur schulenübergreifend wirksame Behandlungskomponenten, sondern auch Erkenntnisse zu Basisvariablen der psychotherapeutischen Arbeit verwendet und integriert.

Die Reihe »Störungsspezifische Psychotherapie« hat die störungsspezifische Entwicklung bereits im Jahr 2004 aufgegriffen und bietet mittlerweile für über 20 Störungsbilder evidenzbasierte Manuale an. Klassische Themen wie die Therapie von Angst- oder Essstörungen, Suchterkrankungen oder Psychosen wurden um störungsspezifische Anleitungen für die Behandlung von Symptomen, Syndromen oder speziellen Fragestellungen (Tourettesyndrom, Adipositasbehandlung, Insomnie, stationäre Behandlungsbesonderheiten u. v. m.) ergänzt und durch einzelne Manuale zu Techniken und verwandten Methoden in der Psychotherapie (Achtsamkeitstraining, Hypnotherapie, Interpersonelle Therapie) erweitert.

Die Reihe »Störungsspezifische Psychotherapie« wurde 2004 begründet von Anil Batra und Gerhard Buchkremer, in der Folge weitergeführt von Anil Batra und Fritz Hohagen und mittlerweile herausgeben von Anil Batra und Alexandra Philippsen. Die Buchreihe wird fortlaufend erweitert und aktualisiert, wobei neue Techniken, alternative Vorgehensweisen und die aktuelle Studienlage berücksichtigt werden. Damit sollen die Bände psychotherapeutisch arbeitenden Ärztinnen und Ärzten, Psychologinnen und Psychologen in der praktischen Arbeit neben einer Einführung in die besondere Problematik verschiedener Erkrankungen auch konkrete Anleitungen, online abrufbare praxisnahe Tools sowie Techniken und Vorgehensweisen auch in therapeutisch herausfordernden Situationen zur Verfügung stellen.

Wir hoffen, Ihnen mit dieser Reihe hilfreiche Anregungen für die klinische Praxis geben zu können.

Anil Batra, Tübingen
Alexandra Philipsen, Bonn

Inhalt

	Geleitwort zur Buchreihe		5
1	Einleitung: Worum es geht		11
	1.1 Prinzipielles Vorgehen		11
	1.2 Zentrale Themen		12
2	Theorie der Persönlichkeitsstörungen		13
	2.1 Einleitung		13
	2.2 Theoretisches Rahmenmodell: das Modell der doppelten Handlungsregulation		13
	2.3 Beziehungsmotive		13
	2.4 Problemrelevante Schemata		19
		2.4.1 Einleitung	19
		2.4.2 Was sind und was tun Schemata?	20
		2.4.3 Charakteristika	22
		2.4.4 Netzwerk-Struktur	24
		2.4.5 Arten	24
		2.4.6 Schemata und Beziehungsmotive: die Schema-Matrix	26
	2.5 Manipulatives Handeln		28
		2.5.1 Einleitung	28
		2.5.2 Was ist manipulatives Handeln?	29
		2.5.3 Zum Begriff der Manipulation	29
	2.6 Images und Appelle		31
	2.7 Manipulationen im Therapieprozess		33
	2.8 Interaktionstests		34
	2.9 Vertrauen		35
	2.10 Ich-Syntonie		36
	2.11 Änderungsmotivation		36
	2.12 Kurzer Überblick über die Persönlichkeitsstörungen		38
3	Therapie von Persönlichkeitsstörungen		41
	3.1 Grundsätzliche Aspekte		41
	3.2 Therapie-Phasen		42
		3.2.1 Phase 1: Beziehungsgestaltung	43
		3.2.2 Phase 2: Entwicklung eines Arbeitsauftrages	44
		3.2.3 Phasen 3, 4 und 5	45

4	**Modellbildung durch den Therapeuten**	**46**
	4.1 Was ist Modellbildung?	46
	4.2 Analyse nach der Schema-Matrix	48
	4.3 Analyse von Images und Appellen	52
	4.3.1 Vorgehen bei der Analyse von Images und Appellen	55
	4.3.2 Manipulative Strategien	57
	4.4 Hinweise zur Diagnose von Nähe- und Distanzstörungen	63
5	**Therapie: prinzipielle therapeutische Vorgehensweisen**	**65**
	5.1 Therapeutische Prinzipien	65
	5.2 Eröffnung der Therapie	67
	5.2.1 Der erste Kontakt	67
	5.2.2 Sitzposition	69
6	**Beziehungsgestaltung durch den Therapeuten**	**72**
	6.1 Sinn einer Beziehungsgestaltung	72
	6.2 Allgemeine Beziehungsgestaltung	73
	6.3 Komplementäre Beziehungsgestaltung	76
	6.3.1 Komplementarität zu Beziehungsmotiven im Therapieprozess	76
	6.3.2 Komplementäres Handeln zu den zentralen Beziehungsmotiven	78
7	**Umgang mit Manipulation**	**92**
	7.1 Manipulationen zu Therapiebeginn	95
	7.2 Der Umgang mit Manipulation	100
	7.2.1 Therapeutische Strategien sind erforderlich	100
	7.2.2 Konfrontative Interventionen	101
	7.2.3 Konfrontationen und Beziehungskredit	101
	7.3 Konfrontative Interventionen	102
	7.4 Regeln	106
	7.4.1 Wirkung von Regeln	106
	7.4.2 Konfrontative Wirkungen von Regel-Konfrontationen	106
	7.4.3 Erkennen von Rechtfertigungen und Tarnstrategien	110
	7.4.4 Konfrontation mit Rechtfertigung	112
8	**Therapeutischer Umgang mit Tests**	**114**
	8.1 Was sind Tests?	114
	8.2 Arten von Tests	114
	8.3 Umgang mit Tests	117
9	**Therapeutischer Aufbau von Änderungsmotivation**	**120**
	9.1 Änderungsmotivation	120
	9.2 Ambivalenz	120
	9.3 Steigerung der Änderungsmotivation	123
	9.3.1 Arbeit mit Kosten	123

	9.3.2	Gewinne einer Veränderung deutlich machen	127
9.4		Senkung der Beharrungstendenz	129
	9.4.1	Kosten der Veränderung senken	129
	9.4.2	Gewinne der Beharrung bearbeiten	130

10 Komorbiditäten ... **132**
- 10.1 Begriff ... 132
- 10.2 Art der Komorbidität ... 133
- 10.3 Kompatible und konflikthafte Komorbiditäten ... 133
- 10.4 Komorbidität mit Achse-I-Störungen ... 134
- 10.5 Komorbidität von Persönlichkeitsstörungen ... 135

11 Die Phasen 3, 4 und 5: weitgehend »normale« Therapie ... **137**
- 11.1 Wann kann ein Therapeut mit Phase 3 beginnen? ... 137
  - 11.1.1 Vertrauen ... 138
  - 11.1.2 Images und Appelle ... 138
  - 11.1.3 Manipulation ... 139
  - 11.1.4 Vermeidung ... 139
  - 11.1.5 Folgen von Interventionen ... 139
- 11.2 Realistische Therapie-Ziele ... 140

12 Für fortgeschrittene Therapeuten: Die Beachtung nonverbaler und paraverbaler Signale im Therapieprozess ... **141**
- 12.1 Einleitung: Was sind und wie wirken paraverbale und nonverbale Signale? ... 141
  - 12.1.1 Begriffsbestimmung ... 141
  - 12.1.2 Kommunikationskanäle und Signalkongruenz ... 142
  - 12.1.3 Validität der Information ... 144
  - 12.1.4 Dekodierbarkeit der Information ... 145
  - 12.1.5 Nonverbale Signale ... 147
  - 12.1.6 Paraverbale Signale ... 150
  - 12.1.7 Phasen-Übergänge ... 151
- 12.2 Wie Klienten mit non- oder paraverbalen Mitteln Interaktionsziele verfolgen ... 152
  - 12.2.1 Einleitung ... 152
  - 12.2.2 Interaktionelles Ziel: Aufmerksamkeit bekommen ... 152
  - 12.2.3 Interaktionelles Ziel: Distanz aufbauen und Distanz halten ... 155
  - 12.2.4 Interaktionelles Ziel: Kommunikationskontrolle ... 156
  - 12.2.5 Interaktionsziel: direkte Kontrolle ... 158
  - 12.2.6 Interaktionsziel: Kümmern, Verantwortung übernehmen, Entlasten u. a. ... 159
  - 12.2.7 Interaktionsziel: Dominanz ... 159
  - 12.2.8 Expansives Verhalten ... 160
- 12.3 Steuerung des Klienten-Prozesses durch den Therapeuten mit Hilfe para- und nonverbaler Signale ... 160

	12.3.1 Prozesssteuerung	160
	12.3.2 Ein wesentlicher Grund für Steuerung: Verarbeitung von Informationen	161
	12.3.3 Paraverbale Steuerung	162
	12.3.4 Pausen	163

13 Schlussbemerkung **165**

Literatur **166**

Sachwortregister **173**

1 Einleitung: Worum es geht

In diesem Buch soll es um die Therapie von Persönlichkeitsstörungen gehen und vor allem: Um die praktischen Aspekte einer solchen Therapie.

Dabei wird deutlich, dass die Therapie von Persönlichkeitsstörungen eine sehr spezielle Art von Therapie ist, die besondere Anforderungen an Therapeuten stellt. So weisen Klienten mit Persönlichkeitsstörungen z. B. eine hohe Beziehungsorientierung auf, zeigen nur wenig Änderungsmotivation, erzeugen im Prozess viele Interaktionsprobleme usw.

Das Buch dient dazu, Therapeuten in die Lage zu versetzen, solchen Anforderungen gut gewachsen zu sein.

Relevant sind dabei Fragen danach, was ein Therapeut wie verstehen kann, auf welche Probleme er gefasst sein sollte, wie er mit diesen Problemen umgehen kann, welche besonderen therapeutischen Strategien er anwenden sollte usw.

1.1 Prinzipielles Vorgehen

Das Buch soll sich dabei auf bestimmte Aspekte einer Therapie von Persönlichkeitsstörungen (PD für »personality disorder«) konzentrieren. Das bedeutet auch, dass dazu andere Aspekte *nicht* behandelt werden sollen und können: Der Inhalt des Buches soll sich tatsächlich auf grundlegende Probleme konzentrieren, da diese schon komplex genug sind.

Daher möchte ich mich an folgende Prinzipien halten:

- Ich möchte *nicht* auf alle Aspekte und Facetten einer Therapie von Persönlichkeitsstörungen (PD) eingehen.
- Ich möchte hier auch *nicht* auf differentielle und störungsspezifische Konzepte eingehen (auf weiterführende Literatur wird verwiesen).
- Vielmehr will ich auf einige, *wesentliche Essentials* einer Therapie von Persönlichkeitsstörungen eingehen.
- Ich möchte darauf eingehen, welche Probleme PD-Klienten prinzipiell im Therapieprozess zeigen und wie man als Therapeut damit konsruktiv umgehen kann.

- Dazu möchte ich nur so viel theoretischen Hintergrund liefern, wie zum Verständnis des Vorgehens erforderlich ist.
- Konzentrieren möchte ich mich vielmehr auf das praktische therapeutische Vorgehen.

1.2 Zentrale Themen

Es soll deutlich werden, was genau die therapierelevanten Besonderheiten sind, die Klienten mit Persönlichkeitsstörungen in die Therapie einbringen und die besondere Probleme für Therapeuten mit sich bringen.

Persönlichkeitsstörungen können aufgefasst werden als Probleme mit sehr hoher Komplexität: Viele psychologische Variablen sind beteiligt und es gibt sehr viele Wechselwirkungen zwischen diesen Variablen.

Zu diesen besonderen Charakteristika sollen dann therapeutische Strategien und Interventionen angegeben werden.

Solche zentralen Themen sind z. B.:

- Die hohe Beziehungsmotivation von PD-Klienten.
- Das hohe interaktionelle Misstrauen.
- Die hohe Ich-Syntonie und damit geringe Änderungsmotivation.
- Das hohe Ausmaß an Manipulation.
- Die Durchführung sogenannter »Interaktionstests«.
- Das zunächst geringe Ausmaß an Selbstöffnung und Mitarbeit.

Auf alle diese Aspekte soll ausführlich eingegangen werden. Besonders im Fokus steht dabei die Bedeutung der paraverbalen und nonverbalen Kommunikation zum Verstehen des Klienten und auch für die Steuerung des Therapieprozesses durch den Therapeuten.

2 Theorie der Persönlichkeitsstörungen

2.1 Einleitung

Für Therapeuten ist es wichtig, ein psychologisches Rahmenmodell für PD zu haben, an dem sie sich auch in der praktischen Arbeit orientieren können: Daher ist die Theorie keine »akademische Spielerei«, sondern eine wichtige Heuristik, die ein Therapeut sehr gut für seine Informationsverarbeitung, Diagnostik und Indikationsentscheidungen verwenden kann.

2.2 Theoretisches Rahmenmodell: das Modell der doppelten Handlungsregulation

Das Modell der doppelten Handlungsregulation stellt ein übersichtliches theoretisches Modell über die psychologische Funktionsweise von PD dar.

Es gibt einen theoretischen Rahmen vor, den Therapeuten beim Verstehen der PD, bei der Diagnostik und bei der Ableitung therapeutischer Strategien praktisch benutzen können.

Für ein besseres Verständnis von PD werden im Folgenden die wesentlichen Komponenten des Modells kurz dargestellt. Zur vertieften Lektüre siehe Sachse (1999, 2001, 2002, 2004a, 2004b, 2004c, 2006a, 2006b, 2008, 2013b, 2014a, 2014b, 2018, 2019a, 2019b, 2019c).

2.3 Beziehungsmotive

Zur Analyse des Interaktionsverhaltens von Klienten mit Persönlichkeitsstörungen wurde das Konzept der *Beziehungsmotive*, das auch gerade bei der Behandlung von Klienten mit Persönlichkeitsstörungen relevant ist, entwickelt (vgl. Sachse et al., 2010, 2011, 2014; Sachse & Schirm, 2015).

Dabei wird angenommen, dass Personen *im Hinblick auf die Beziehung zu anderen Personen bestimmte Motive haben*, die sie in der Interaktion mit relevanten Partnern befriedigen möchten. Dabei möchten sie, dass andere durch ihr Beziehungsverhalten ihnen motivrelevantes Feedback geben.

Hat eine Person z. B. ein hohes »Anerkennungsmotiv«, dann will sie positives Feedback über sich selbst bekommen: Sie will beispielsweise hören, dass sie erfolgreich ist, leistungsfähig, intelligent, ausdauernd u.ä. Sie will dieses Feedback vor allem von Personen, die das auch beurteilen können, jedoch, in geringerem Ausmaß, eigentlich von jedem.

Und: Sie will nicht das Gegenteil hören, also dass sie unintelligent, erfolglos, leistungsschwach u.ä. ist.

> Für die Therapie ist wesentlich, dass die PD-Klienten solche Handlungen von Interaktionspartnern und damit auch von Therapeuten erwarten: *Sie gehen in eine Therapie, um vom Therapeuten eine bestimmte Art von Beziehung angeboten zu bekommen*. Und darauf muss ein Therapeut reagieren, wenn er eine therapeutische Beziehung zu einem Klienten aufbauen will.

Man kann sechs zentrale Beziehungsmotive unterscheiden:

- Anerkennung
- Wichtigkeit
- Verlässlichkeit
- Solidarität
- Autonomie
- Grenzen/Territorialität

Klienten, die ein bestimmtes Beziehungsmotiv hoch in der Motivhierarchie aufweisen, wollen vom Interaktionspartner Handlungen, die das Motiv befriedigen: Das bedeutet, sie wollen eine bestimmte Art von Feedback bekommen. Motivationstheoretisch gesehen bilden Motive eine »Hierarchie« ihrer Bedeutung: Motive, die hoch in der Hierarchie sind, will eine Person vorrangig befriedigen, sie »determinieren die Exekutive« in hohem Ausmaß, d. h. sie beeinflussen das Handeln der Person sehr stark. Motive, die niedriger liegen, dominieren weniger, trotzdem ist es für eine Person wichtig, auch diese Motive zu befriedigen.

Motive, die unbefriedigt bleiben, bleiben hoch in der Hierarchie oder werden sogar immer bedeutsamer (so wie Hunger stärker wird, je länger man nichts isst): Das bedeutet, befriedigt man ein Motiv nicht, nimmt es an Bedeutung *zu*!

Befriedigte Motive sinken in der Hierarchie ab, sie werden weniger relevant. Die Befriedigung wesentlicher Motive (sogenannter »impliziter« Motive) führt zu Zufriedenheit: Die Person kommt in einen angenehmen, positiven, affektiven Zustand, der sich auch positiv auf ihr gesamtes Wohlbefinden auswirkt (Brunstein, 1993, 1995, 2001, 2006).

Wird ein Motiv nicht befriedigt, dann führt das zu Unzufriedenheit, also zu einem negativen und beeinträchtigenden Zustand.

Ist ein Motiv extrem dominant, dann ermöglicht es anderen Motiven nicht mehr, befriedigt zu werden, das heißt: Dominante Motive verstärken Unzufriedenheit.

Alle diese Aspekte spielen bei PD eine Rolle.

Dabei ist das Feedback, das mein Anerkennungsmotiv befriedigt, anders als das Feedback, das mein Wichtigkeitsmotiv befriedigt usw. Die Personen wollen damit von Interaktionspartnern motiv-spezifisches Feedback.

Die Personen wollen vom Interaktionspartner bestimmte Inhalte explizit (verbal) oder implizit (nonverbal) mitgeteilt bekommen, aber eigentlich sind diese Informationen aus motivationstheoretischer Sicht nicht nur »Informationen«, sondern »Futter«. Es geht daher nur am Rande darum, die Person »zu informieren«, also ihr etwas zu sagen, was neu für sie ist. Es geht zentral darum, *ein Motiv zu befriedigen*, also der Person etwas zu geben, was sie braucht.

Daher genügt es auch nicht, einer Person mit einem Motiv ein Feedback einmal oder »ab und zu« zu geben: Sie will es so oft wie möglich hören und so intensiv wie möglich! Und das gilt in umso höherem Ausmaß, je stärker das Motiv ausgeprägt ist.

Würde es sich um reine Informationen handeln, dann hätte eine ständige Wiederholung der Inhalte durch den Partner bald keinen Informationswert mehr und wäre überflüssig und würde irrelevant. Aus motivationstheoretischer Sicht bedeutet die Mitteilung relevanten Feedbacks aber eine *Motivbefriedigung* und wird damit weder redundant noch irrelevant: Ähnlich wie man heute auch wieder Nahrung braucht, obwohl man gestern schon gegessen hat und auch längst weiß, wie die Lebensmittel schmecken, so ist auch der Inhalt einer »Anerkennungsbotschaft« heute wieder gut zu hören, obwohl man sie gestern schon bekommen hat und obwohl man ihre Inhalte im Prinzip längst kennt.

Klienten mit PD sind aufgrund ihrer stark ausgeprägten Beziehungsmotive hochgradig *beziehungsorientiert*: Das bedeutet, sie wollen in allen Beziehungen und vor allem in den für sie wichtigen, dass ein Interaktionspartner ihre Motive füttert und zwar so stark wie möglich: Das ist eines ihrer primären Anliegen in Beziehungen.

Außerdem bringen Klienten ihre Beziehungsmotive in die therapeutische Beziehung ein: Das heißt, sie wollen *auch vom Therapeuten* eine Befriedigung ihrer Motive. Und das ist das Erste und Stärkste, was sie zu Therapiebeginn wollen: Sie wollen, dass ein Therapeut ihre Motive füttert.

Nun weisen aber Klienten in aller Regel nicht alle Motive hoch in der Motivhierarchie auf: Ein Klient mit einer PD weist meist ein, zwei der drei Motive auf und das auch in unterschiedlicher Stärke. So weist z. B. ein Klient mit narzisstischer Persönlichkeitsstörung das Motiv Anerkennung in hohem Maße auf (es ist das zentrale Motiv in der Hierarchie); daneben kann er, schwächer ausgeprägt, noch die Motive Wichtigkeit oder Solidarität oder Autonomie aufweisen.

Die Dominanz dieser Motive führt dazu, dass die Person *vorrangig* versucht, diese Motive zu befriedigen, also ihre Handlung weitgehend danach auszurichten. Das hat aber fast immer zur Folge, dass andere Motive »auf der Strecke bleiben«, und das erhöht meist die allgemeine Unzufriedenheit.

Im Einzelnen kann man die Motive folgendermaßen definieren (vgl. Sachse, 2006a):

Anerkennung

Das Motiv nach Anerkennung bedeutet, dass die Person von Interaktionspartnern *positives Feedback über die eigene Person erhalten möchte.*
Sie möchte Information darüber erhalten,

- dass sie als Person ok ist,
- dass sie als Person akzeptabel und liebenswert ist,
- dass sie als Person positive Eigenschaften aufweist.

Dabei legen unterschiedliche Personen unterschiedlich großen Wert auf bestimmte Arten von Eigenschaften. In unserer Kultur geht es dabei primär um zwei Arten von Eigenschaften: Fähigkeiten und Attraktivität.

Will eine Person positives Feedback über eigene Fähigkeiten erhalten, dann will sie Information darüber, dass sie z. B. intelligent, kompetent, leistungsfähig oder erfolgreich ist oder sie möchte Informationen, die alle möglichen Varianten dieses Themas betreffen.

Bei Anerkennung geht es damit um eine Art von »absolutem Feedback«: Es geht darum, als Person absolut beurteilt zu werden und Feedback darüber zu erhalten, »wie man (an sich) ist«. Die zentrale Frage ist also: Wie bin ich? Oder: Werde ich so gesehen, wie ich gesehen werden will?

Wichtigkeit

Das Motiv nach Wichtigkeit bedeutet, dass eine Person Feedback darüber möchte, *dass sie im Leben eines Interaktionspartners eine wichtige Rolle spielt.*
Sie möchte damit Informationen über ihre persönliche Bedeutung, die sie *für andere* hat.
Andere Personen sollen ein Feedback geben der Art:

- Ich verbringe gerne Zeit mit Dir.
- Ich möchte mit Dir zusammen sein.
- Ich vermisse Dich.
- Du bist eine Bereicherung für mein Leben.
- Ohne Dich kann ich nicht leben usw.

Wichtigkeit drückt sich in einer Reihe interaktioneller Ziele aus, d. h. wenn man wichtig sein will, dann bedeutet das in konkreten Situationen z. B., dass man Aufmerksamkeit erhalten möchte, man gehört werden will, andere einem zuhören, man wahrgenommen werden will, man respektiert wird, man ernst genommen wird oder andere sich mit einem auseinandersetzen.

Wichtigkeit ist gewissermaßen »relational« definiert: Hier geht es nicht um ein Feedback über die Person an sich (wie bei Anerkennung), sondern um *ein Feedback über die Person in Relation zu einer anderen Person*. Die Person will eine Information darüber, wie andere zu ihr stehen, welchen Stellenwert sie als Person für andere hat. Die zentrale Frage ist: Was bedeute ich anderen?

Verlässlichkeit

Das Motiv nach Verlässlichkeit bedeutet, dass die Person von einem Interaktionspartner Feedback darüber bekommt, dass *die Beziehung dieser Person zu ihr stabil, beständig und belastbar ist*.

Die Person möchte also Informationen der Art erhalten:

- Ich bleibe bei Dir.
- Ich werde die Beziehung nicht kündigen.
- Du kannst Dich auf die Stabilität der Beziehung verlassen.
- Ich bleibe bei Dir, auch wenn wir Probleme haben.
- Konflikte bedrohen die Beziehung nicht.
- Die Beziehung ist trotz Widrigkeiten stabil.

Viele dieser Botschaften werden von Interaktionspartnern gar nicht verbal/explizit vermittelt, sondern durch Handlungen:

- Der Partner signalisiert durch Geschenke, gemeinsame Aktivitäten usw. dass er gedenkt, die Beziehung fortzusetzen.
- Der Partner zeigt durch gemeinsame Planungen oder gemeinsame Projekte, dass er eine gemeinsame Zukunft will.
- Der Partner ist nach einem Streit wieder zugewandt und nicht nachtragend.
- Der Partner stellt trotz Konflikten die Beziehung nicht in Frage.
- Auch in Auseinandersetzungen bleibt eine Verbundenheit usw.

Solidarität

Das Motiv nach Solidarität bedeutet, dass eine Person von einem Interaktionspartner Feedback darüber bekommt, *dass dieser an der Seite der Person steht und die Person unterstützen wird, wann immer diese es benötigt*.

Die Person möchte Information darüber, dass der Partner

- sie pflegen wird, wenn sie krank ist,
- sich um sie kümmern wird, wenn es ihr schlecht geht,
- sie unterstützen wird, wenn sie Hilfe braucht,
- sie verteidigen wird, wenn sie angegriffen wird,
- sie trösten wird, wenn sie traurig ist usw.

Die Person möchte Gewissheit darüber haben, dass der Partner dem Satz zustimmt: »Wenn ich Dich brauche, dann kommst Du.«

Solidarität wird vor allem durch Handlungen demonstriert: Der Partner gibt Solidaritätsbotschaften, in denen er wirklich kommt, wenn er gebraucht wird, indem er wirklich an der Seite des Partners steht, wenn dieser Probleme hat usw.

Autonomie

Das Motiv nach Autonomie bedeutet, dass eine Person von einem Interaktionspartner das Feedback bekommen möchte, *dass sie auch in der Beziehung eigene Entscheidungsbereiche haben kann, die der Partner uneingeschränkt akzeptiert.*

Die Person möchte eigene Bereiche definieren können, in denen sie selbst entscheiden kann, was sie tun will, wie sie Aspekte gestalten will u.ä. Beispielsweise will eine Person

- eigene Entscheidungen darüber fällen wollen, zu wem sie Freundschaften unterhält und wie sie diese Freundschaften gestaltet,
- wofür sie ihr eigenes Geld ausgibt, was sie sich davon anschafft und was nicht,
- wie sie sich kleidet,
- wie sie ihre eigene Zeit gestaltet usw.

Autonomie bedeutet hier also *eine Selbstbestimmung im Sinne des Treffens eigener Entscheidungen* und damit »das Leben von Freiheitsgraden«: Die Person will damit Bereiche, in denen sie *nicht* vom Partner determiniert wird, in denen ihr keine Vorschriften gemacht werden, in denen »keiner reinfummelt«.

Außerdem möchte sie vom Partner Signale dahingehend, dass solche Bereiche »erlaubt« werden und Konsens sind.

Nach der Reaktanz-Theorie von Brehm (1968, 1972; Gniech & Grabitz, 1984; Wicklund, 1974) erzeugt eine erlebte Einschränkung von Freiheit bei Personen *Reaktanz*, also eine »Gegen-Tendenz«, sich nun erst recht nicht einschränken zu lassen. Man kann annehmen, dass Personen, die ein hohes Autonomie-Motiv aufweisen, besonders empfindlich auf alle (erlebten) Einschränkungen von Autonomie reagieren sollten – sie sind »reaktanz-empfindlich«. Diese Personen reagieren dann auch im Therapieprozess auf alle erlebten Einschränkungen ihrer Freiheitsgrade besonders stark reaktant. Da Reaktanz das Gegenteil von Compliance ist, ist ein solches Klienten-Verhalten nicht besonders günstig für den Fortschritt der Therapie. Ein Therapeut sollte daher immer versuchen, möglichst wenig Reaktanz zu erzeugen.

Grenzen/Territorialität

Das Motiv nach Grenzen/Territorialität bedeutet, dass eine Person von einem Interaktionspartner das Feedback erhalten möchte, dass die Person eine eigene Domäne definieren darf, die durch eine Grenze bestimmt wird und dass sie selbst bestimmen darf, wer über diese Grenze gehen und wer was im Territorium tun darf.

Definiert man einen bestimmten Lebensbereich als »meine Domäne« (z. B. »mein Zimmer«, »mein Auto«, »mein Schreibtisch«, »mein Körper«), dann weist diese Domäne immer ein bestimmtes (physikalisch definierbares) Territorium und eine bestimmbare Grenze auf.

Aus der Sicht einer Person können diese beiden Aspekte jedoch unterschiedlich wesentlich sein. So kann eine Person einerseits insbesondere den Aspekt der *Grenze* im Fokus haben: Es kann ihr wichtig sein, dass andere Grenzen respektieren und nicht unerlaubt über Grenzen gehen (wobei das Territorium nebensächlich ist). Eine Person kann andererseits aber auch den Aspekt des *Territoriums* im Fokus haben: Sie will nicht, dass jemand etwas in ihrer Domäne macht, etwas mitbekommt, etwas verändert, sich darin aufhält u. a. (wobei der Aspekt der Grenze nebensächlich ist).

Eine Person mit diesem Motiv möchte Botschaften erhalten wie:

- Ich respektiere Deine Grenzen.
- Ich überschreite Deine Grenze nur mit Erlaubnis.
- Ich gehe sorgsam mit Deinem Territorium um.
- Ich mache auf Deinem Territorium nur etwas mit Deiner Erlaubnis.

Im Einzelfall kann es um Botschaften der Art gehen:

- Ich berühre Deinen Körper nur mit Deiner Erlaubnis.
- Ich komme Dir nur nahe, wenn Du das möchtest.
- Ich öffne Deine Post nicht ohne Deine Erlaubnis.
- Ich spioniere Dir nicht nach.
- Ich betrete Dein Zimmer nur auf Deine Einladung hin usw.

2.4 Problemrelevante Schemata

Im vorliegenden Zusammenhang soll von einem sogenannten »Schema-Konzept« ausgegangen werden. Das Schema-Konzept spielt in der Kognitiven Therapie eine zentrale Rolle (vgl. Beck & Emery, 1981; Beck & Freeman, 1993; Beck & Greenberg, 1979). Dieses Buch orientiert sich konzeptuell aber vor allem an der kognitiven Schema-Theorie, die z. T. über eine Kognitive Therapie-Spezifikation hinausgeht (vgl. Crocker et al., 1984; Taylor & Crocker, 1981; Schwarz, 1985). Sowohl theoretisch als auch therapeutisch geht die Konzeption der Klärungsorientierten Psychotherapie (KOP) über die der Schema-Therapie hinaus. Genaueres dazu siehe Sachse (2019a).

2.4.1 Einleitung

Jede Person hat eine große Anzahl von Annahmen oder »Überzeugungen« über viele Lebensaspekte: Annahmen über sich selbst (»Ich bin kompetent.«), Annahmen über

Beziehungen (»Beziehungen machen zufrieden.«), Annahmen über Realität (»Die Realität kann man bewältigen«) usw.

Bei PD spielen vor allem Schemata für das Selbst und über Beziehungen eine zentrale Rolle (bei Depressionen sind auch Realitätsschemata hoch relevant).

Viele solcher Annahmen sind positiv, d. h. sie sind Ressourcen, die Personen helfen, Probleme zu lösen und den Alltag zu bewältigen. Es gibt jedoch auch Annahmen, die Probleme machen oder zu Problemen beitragen, und die gilt es in der Therapie zu beachten.

Man kann theoretisch davon ausgehen, dass bei Klienten ein großer Teil der persönlichen Probleme auf sogenannte Grundüberzeugungen zurückgehen, z. B. die Überzeugung, »unwichtig«, »inkompetent« usw. zu sein. Diese Arten von Überzeugungen bilden die *Inhalte* sogenannter *Schemata*: Dabei handelt es sich dann eben um ungünstige, problematische Schemata. Bei allen Persönlichkeitsstörungen gibt es bei Klienten erhebliche Probleme, die auf solche Schemata zurückgehen. Dabei unterscheiden sich die einzelnen Persönlichkeitsstörungen stark in der Art der Schemata, die sie jeweils aufweisen.

> Therapeuten müssen auch beachten, dass es zwar möglich und sinnvoll ist, bestimmte Schema-Typen allgemein zu definieren, damit Therapeuten die Art des Schemas schnell identifizieren können, dass jedoch der genaue Inhalt der Schemata extrem stark vom Klienten abhängt: Das ist der Grund dafür, dass die Schemata mit jedem Klienten noch genau geklärt werden müssen.

Die spezifischen Inhalte z. B. eines Selbst-Schemas hängen davon ab, welche Art von (negativem) Feedback eine Person in ihrer Biographie genau bekommen hat: Da die Feedbacks bei zwei Personen aber nie identisch sind, sind auch die Schemata von zwei Personen nie identisch. Obwohl alle diese Schemata Selbst-Schemata sind, sind sie doch im Detail hochgradig ideosynkratisch – also person-spezifisch. Daher ist es therapeutisch so extrem wichtig, mit jedem Klienten ganz genau zu klären, was genau seine Schemata sind.

Schemata wirken psychologisch dadurch, dass sie bei einer Person viele psychologische Prozesse unmittelbar oder mittelbar beeinflussen: Die Interpretation von Situationen, die Verarbeitung von Information, die von der Person angestrebten Ziele und die jeweiligen Handlungen (vgl. Sachse, 2003, 2014c, 2016a, 2016b; Sachse & Fasbender, 2017; Sachse, Sachse & Fasbender, 2016; Sachse et al., 2009b).

2.4.2 Was sind und was tun Schemata?

Eine Person weist jeweils eine Vielzahl von Schemata, also von »Überzeugungssystemen«, Annahmen u. ä., auf. Viele davon sind hoch funktional und ermöglichen ein gutes psychisches Funktionsniveau.

Es gibt jedoch auch eine Anzahl dysfunktionaler Schemata, die einer Person Probleme bereiten. Dysfunktionale Schemata führen zu dysfunktionalen Informationsverarbeitungen, ungünstigen Entscheidungen, problematischem Handeln und damit zu hohen persönlichen Kosten.

Wenn eine Person z. B. ein Selbst-Schema der Art hat »Ich bin nicht kompetent.«, »Ich kann Probleme nicht lösen.«, dann wird sie

- Leistungssituationen nicht als Herausforderungen, sondern als Bedrohungen interpretieren,
- Tendenzen haben, solche Situationen zu vermeiden,
- sich selbst in vielen Situationen nur wenig zutrauen,
- sich durch Zweifel, Grübeln usw. stark selbst behindern.

Dysfunktionale Schemata sind damit die Hauptursachen für eine Beeinträchtigung einer gut funktionierenden Selbstregulation (Sachse, 2020b). Sie führen zu

- ungünstigen Interpretationen von Situationen,
- zu Vermeidungsverhalten,
- zu ungünstigen Entscheidungen,
- dazu, eigene Ziele zu sabotieren,
- zu Verhalten, das das Schema immer wieder *scheinbar* bestätigt (»selbsterfüllende Prophezeiungen«).

Sie sind damit ein zentraler therapeutischer Ansatzpunkt.

Viele Probleme von Personen gehen auf ungünstige dysfunktionale Schemata zurück. Auf ein Schema wie »Ich bin ein Versager« (mit allen weiteren Implikationen, s. u.) kann Prüfungsangst zurückgehen und auf ein Schema »Ich bin unattraktiv.« (mit allen weiteren Implikationen, s. u.) kann zurückgehen, dass sich zwar jemand einen Partner wünscht, sich aber nie traut, die Initiative zu übernehmen, weil er mit Ablehnung rechnet und Angst davor hat, die Zurückweisung könnte seine negativen Annahmen auch noch bestätigen.

Jede PD weist ihre ganz spezifische Art von Schemata auf (wobei auch hier die genauen Schema-Inhalte idiosynkratisch sind) und diese erzeugen dann ganz spezifische Arten von Problemen.

Schemata sind *organisierte Strukturen von Inhalten, die sich durch Erfahrungen und Schlussfolgerungen aus Erfahrungen bilden* und deren Aktivierung aktuelle Verarbeitungsprozesse (stark) beeinflusst. Man kann diese Inhalte als Annahmen (über sich selbst, über die Realität usw.) oder als Überzeugungen bezeichnen. Unterschiedliche Arten von Schemata weisen unterschiedliche Arten von Annahmen auf.

Schemata werden durch aktivierende Stimuli (»bottom up« – von unten nach oben) aktiviert (getriggert) und steuern dann (»top down« – von oben nach unten) die Informationsverarbeitung der Person. Dabei können Schemata alle Arten der Informationsverarbeitung beeinflussen: Situationsinterpretationen, Interpretationen der persönlichen Relevanz, der Coping-Fähigkeiten usw. Schemata können somit auch die Emotionsgenese in hohem Maße beeinflussen. Auf diese Weise beeinflussen Schemata Schlussfolgerungen, Ziele, Entscheidungen und letztlich in hohem Maße Handlungen.

Diese automatische Aktivierung bedeutet u. a.,

- dass eine Person eine Schema-Aktivierung nicht willentlich herbeiführen kann. Sie kann sich allerdings relevante Situationen konkret vorstellen, die fast immer entsprechende Schemata aktiviert: Dies ist die Methode, mit der Therapeuten im Prozess Schemata aktivieren;
- dass eine Person aber eine Schema-Aktivierung auch so gut wie gar nicht unterdrücken oder kontrollieren kann;
- dass die Person sogenannte »automatische Gedanken« hat, also Gedanken, die sie nicht willentlich erzeugt hat, die sie meist gar nicht denken will (weil sie unangenehm sind), die sie unter Umständen auch rational für falsch oder absurd hält und die sie als aufdringlich oder »intensiv« empfinden kann.

Dies ist für Therapeuten wichtig, denn ein Therapeut weiß, dass ein Schema aktiviert ist, wenn Klienten solche Arten von Gedanken berichten.

Man kann bei Schemata also unterscheiden zwischen *Inhalte des Schemas* (Welche Arten von Annahmen usw. weist das jeweilige Schema auf?) und *Funktion des Schemas* (Was genau tut ein Schema, wie wird es aktiviert und wie beeinflusst es weitere Prozesse?).

2.4.3 Charakteristika

Hier sollen zunächst die Funktionen von Schemata erläutert werden.

Schemata weisen einige wesentliche Charakteristika auf:

1. Die Aktivierung von Schemata erfolgt durch vorhandene oder vorgestellte Situationen *automatisch* und kann von der Person nicht direkt willentlich herbeigeführt werden. Um im Therapieprozess ein Schema zu aktivieren, muss sich eine Person deshalb eine relevante Situation möglichst konkret vorstellen.
2. Die Aktivierung von Schemata *erfolgt schnell* und kann in der Regel von einer Person kaum kontrolliert werden.
3. Sobald ein Schema aktiviert ist, *dominiert* es in hohem Maße die Informationsverarbeitung und führt zu einer Art von »voreingenommener« Verarbeitung (»voreingenommen« deshalb, weil die Verarbeitungsergebnisse extrem starr durch das Schema determiniert werden und damit reale Gegebenheiten kaum noch berücksichtigen).
4. Durch diese Verarbeitungen gelangt eine Person zu Schlussfolgerungen, *die subjektiv stark überzeugend sind* und von der Person nur schwer in Frage gestellt werden können.
5. Dabei können die schema-gesteuerten Verarbeitungen (mehr oder weniger) stark von »der Realität« (d. h. von einer durch sorgfältige Analyse-Prozesse zustande gekommenen Interpretation) abweichen.

Meist zeigen Klienten hier ein sogenanntes »doppeltes Überzeugungssystem«: Rational wissen sie oft, dass ein Schema-Inhalt falsch oder irrational ist – sie haben damit also einen Zugang zur Realität. Ist ein Schema jedoch aktiviert, dann blockiert dies die rationale Überzeugung, die der Person dann nicht mehr zugänglich ist. Daher *glaubt* die Person dann den Schema-Inhalt, obwohl sie eigentlich weiß, dass er Unsinn ist. Deshalb macht es oft keinen Sinn, Klienten einfach klar zu machen, dass der Inhalt falsch ist, das wissen sie meist schon, aber es nützt ihnen nichts. Vielmehr muss man hier Schemata aufwendig *hemmen*.

Situationen führen (über elementare Verarbeitungsprozesse) »bottom up« zu einer Aktivierung relevanter Schemata. Einmal aktiviert führen Schemata zu bestimmten Kognitionen und Interpretationen der Situation. Schemata lösen aber auch (über ihre affektiven Informationen und entsprechende Verarbeitungsprozesse) Affekte (z. B. Unwohlsein, »Druck auf der Brust«, u. a.) aus. Weiterhin können sie weitere Interpretationsprozesse auslösen, durch die es dann zu Emotionen (Angst, Ärger, usw.) kommen kann (vgl. Sachse & Langens, 2014). Schemata können aber auch direkt Handlungsimpulse (z. B. Flucht- oder Vermeidungstendenzen) auslösen.

Schemata entstehen durch Schlussfolgerungen aus Erfahrungen, die gespeichert werden: Aus Reihen von Erfahrungen zieht die Person hoch generalisierte und völlig von konkreten Situationen abstrahierte Schlussfolgerungen über sich selbst, über ihr eigenes Wohlergehen, über Beziehungen, über »die Realität«. Diese Schlussfolgerungen bilden die im Schema gespeicherten Annahmen (also die Schema-Inhalte).

In der Biographie erhält eine Person z. B. negatives Feedback von einer Person (wie dem Vater; es kann sich aber auch um jede andere *relevante* Bezugsperson handeln) der Art: »Das schaffst Du nicht.«, »Du bist nicht gut genug/nicht intelligent genug.« u. a. Die Person zieht dann aber *nicht* den Schluss »*Eine* Person war der Meinung, ich sei nicht intelligent.«, sondern »Ich bin nicht intelligent.« Dann wird dieses Schema auch durch sehr viele Situationen ausgelöst, indem es um Leistung, Probleme, Anforderungen u. a. geht.

Man muss davon ausgehen, dass Schemata bei der Verarbeitung von Information eine *Filter-Funktion* ausüben: Schemata lassen alle Informationen durch oder verstärken die Informationen sogar, die mit den Inhalten des Schemas übereinstimmen oder damit vereinbar sind.

Jede schema-konsistente Information kann das Schema stärken oder bestätigen. Aus der Sicht der Person ist es eine »Bestätigung durch die Realität«, tatsächlich kommt der Beweis aber durch die voreingenommene und selektive Verarbeitung des Schemas zustande. Dabei kann die Person, wie gesagt, die Bestätigung durch ihr eigenes Handeln selbst hergestellt haben (was sie aber nicht mehr erkennt).

Hat eine Person einmal ein bestimmtes Schema gebildet, dann schottet sich dieses Schema durch seine Filter-Funktion komplett ab. Es nimmt schema-inkonsistente Information nicht zur Kenntnis oder wehrt sie systematisch ab. Damit ändert sich ein Schema, wenn es einmal etabliert ist, auch kaum noch. Dann helfen auch korrigierende Erfahrungen nicht mehr, denn sie werden durch das Schema »geschreddert«: Das Schema sagt, solche positiven Feedbacks beruhen »auf Zufall«, »sind ein Einzelfall«, »der Feedback-Geber hat die Defizite gar nicht erkannt« usw. Man kann sagen, dass sich Schemata sogar in gewisser Weise gegen Veränderungen wehren.

Dies macht eine Schema-Disputation und -hemmung in der Therapie so aufwendig und schwierig. Daher ist auch eine einfache Gabe von Information oder eine Einsicht in aller Regel nutzlos!

2.4.4 Netzwerk-Struktur

Ein bestimmtes Schema besteht nie nur aus einer einzelnen Annahme, sondern immer aus einem Netz von Annahmen. Analysiert man Inhalte kognitiver Schemata (auf allen Ebenen) genauer, dann wird deutlich, dass es nicht nur eine einzelne Annahme gibt, sondern dass es um jede Annahme herum ein Netz damit assoziierter weiterer Annahmen gibt; d. h. die Annahmen sind in ein Netz von Annahmen eingebettet.

Schemata sind damit *komplexe Strukturen*, schon auf der ersten Schema-Ebene. Eine Aussage wie »Ich bin ein Versager.« hat viele, damit assoziativ verknüpfte, weitere Annahmen wie z. B.:

- »Ich werde Anforderungen nicht gerecht.«
- »Ich kann keine Vorträge halten.«
- »Ich kann nicht gut frei reden.«
- »Ich kann nicht einparken.« usw.

Selbst eine Annahme wie »Ich bin ein Versager.« kann unter Umständen mit *noch zentraleren Annahmen* verbunden sein, die noch relevanter sind. Wiederum sind die genauen Inhalte und die jeweiligen Inhaltsverbindungen hochgradig idiosynkratisch, also müssen sie immer im Prozess sorgfältig geklärt werden.

Schemata sind nicht nur Netzwerk-Strukturen von Annahmen, es sind auch *hierarchische* Netzwerk-Strukturen: Sie bauen aufeinander auf bzw. sie bilden Schichten unterschiedlicher *Tiefe*. Damit sind die Annahmen aber für eine Person auch unterschiedlich leicht oder schwer zugänglich: Über manche Schema-Inhalte kann ein Klient berichten oder er kann sie auf Befragen oder in Fragebögen angeben. Viele Inhalte sind jedoch »implizit«: Sie sind da und entfalten eine psychologische Wirkung, die Klienten haben aber davon keine kognitive Repräsentation. Das bedeutet, dass sie diese Inhalte auch *nicht* in Fragebögen angeben können, sondern dass sie nur durch relativ aufwendige Klärungsprozesse mit Hilfe des Therapeuten herausgearbeitet (»expliziert« – also kognitiv valide repräsentiert) werden können.

Manche Schema-Inhalte sind auch für Klienten nur sehr schwer zugänglich und es kann lange dauern, bis sie geklärt sind.

2.4.5 Arten

Wir unterscheiden vier Arten von Schemata (Sachse et al., 2009a):

- zwei Arten *dysfunktionaler Schemata*: Selbst-Schemata und Beziehungsschemata
- zwei Arten *kompensatorischer Schemata:* Norm-Schemata und Regel-Schemata

Dysfunktionale Schemata sind solche, die sich in der Biographie der Person durch »Verdichtungen von Erfahrungen« (durch Interpretation von Feedback) bilden und die aktuell die Informationsverarbeitung der Person stark ungünstig beeinflussen.

Selbst-Schemata sind solche, die Annahmen der Person über sich selbst enthalten, wie »Ich bin ein Versager.«, »Ich bin nicht wichtig.« u. a., sowie Kontingenzannahmen und Bewertungen dazu.

Kontingenzannahmen geben an, was alles Schlimmes passieren kann, wenn eine Annahme zutrifft, z. B.: »Wenn ich ein Versager bin, dann werde ich abgelehnt, werde ich ausgeschlossen, bin ganz isoliert.« usw. Da diese Annahmen sich zum Teil in der Kindheit bilden, sind es oft »Kindbefürchtungen«, also irrationale Annahmen, was aber, wie bereits beschrieben, bei einer Schema-Aktivierung keine Rolle spielt.

Beziehungsschemata sind solche, die Annahmen der Person über Beziehungen enthalten, darüber, wie Beziehungen funktionieren, was man in Beziehungen zu erwarten hat sowie wiederum Kontingenzannahmen und Bewertungen dazu (z. B.: »In Beziehungen wird man abgewertet.«, »Beziehungen sind nicht verlässlich.« u. a.).

Dysfunktionale Schemata wie z. B. »Ich bin unfähig.« erzeugen im System eine Diskrepanz oder Dissonanz und damit eine Tendenz, diese auszugleichen. Da die Person die Schemata aber nicht »knacken« kann, muss sie Gegenannahmen entwickeln, die die Schema-Annahmen unter Kontrolle halten. Also entwickelt sie z. B. gegen das Schema »Ich bin unfähig.« ein kompensierendes Schema »Ich bin intelligent.« Möglicherweise überkompensiert sie aber auch durch eine Annahme wie »Ich bin extrem intelligent.« o. a.

Wichtig ist hier, dass negative Beziehungsschemata negative Erwartungen erzeugen, wie Kontakte ablaufen werden. Damit erzeugen solche Schemata ein interaktionelles Misstrauen: Wenn eine Person ein Schema hat wie »In Beziehungen wird man abgewertet.«, dann misstraut sie einem Interaktionspartner, weil sie annehme, dass dieser das nun auch tun wird.

Damit ist interaktionelles Misstrauen ein Charakteristikum aller PD: Bei manchen PD (z. B. der narzisstischen) ist es eher leicht, bei anderen, wie der paranoiden PD, ist es extrem ausgeprägt.

Kompensatorische Schemata sind solche, die sich entwickeln, um die Annahmen der dysfunktionalen Schemata zu falsifizieren, diese Schemata zu kontrollieren oder um die negativen Effekte der dysfunktionalen Schemata zu kompensieren.

Normative Schemata enthalten Anweisungen darüber, wie die Person sein sollte oder sein muss. Sie enthalten damit Ziele der Person. Diese Ziele sind, motivationspsychologisch gesehen, sogenannte Vermeidungsziele: Es sind Ziele, die man anstrebt, um das Eintreten unangenehmer Konsequenzen zu verhindern. Normative Schemata sind somit interaktionelle Ziele auf der Spielebene (s u.), also auf der Ebene intransparenten, manipulativen Handelns (mit dessen Hilfe man Interaktionspartner dazu veranlasst, etwas zu tun, was sie von sich aus nicht tun würden).

Diese Schemata sind solche, die Anweisungen der Person an sich selbst enthalten (oder Verpflichtungen, die eine Verbindlichkeit für die Person haben), z. B.: »Sei erfolgreich.«, »Sei der Beste.«, »Sei die Wichtigste.«, »Vermeide auf alle Fälle Blamagen.«, »Vermeide alle Situationen, in denen Du kritisiert werden könntest.« Die Aktivierung von Normen erzeugt ein Gefühl von »Getriebensein«, von »unter Druck stehen«. Daher können Normen auch als *Antreiber* bezeichnet werden.

Das Gefühl, Normen nicht zu erfüllen, erzeugt (über emotionale Verarbeitungsprozesse) Emotionen wie Schuld (schlechtes Gewissen) oder Scham. Gerade bei Normen gibt es meist eine starke Kontingenzebene, also relativ hoch bedrohliche Annahmen darüber, was alles Schlimmes passieren wird, falls man die Norm *nicht* erfüllt. Die Stärke einer Norm resultiert sehr stark aus diesen Befürchtungen (was deutlich macht, dass Normen Vermeidungsziele sind).

Es ist hier sehr wichtig zu verstehen, dass alle diese Normen Ziele definieren, die Annahmen der dysfunktionalen Schemata (vor allem der Selbstschemata) kompensieren: Sagt das Schema z. B. »Ich bin ein Versager.«, dann enthält das normative Schema Aussagen wie »Sei erfolgreich.«, »Zeige Dich als intelligent.«, »Sei der Beste.« (oder auch »Vermeide Kritik.«): Dies sind alles Ziele, die die negativen Annahmen der dysfunktionalen Schemata falsifizieren oder dafür sorgen sollen, dass diese nicht wahr werden. Damit sind die normativen Schemata wieder sehr eng inhaltlich mit den dysfunktionalen Schemata verbunden. Außerdem sind die Ziele, was noch wichtiger ist, per definitionem Vermeidungsziele.

Regel-Schemata enthalten keine Regeln, die die Person selbst befolgen soll, sondern Regeln, die andere, die Interaktionspartner, befolgen sollen. Sie enthalten somit interaktionelle Erwartungen wie »Andere haben mich respektvoll zu behandeln.« oder »Ein Partner hat mir rund um die Uhr Aufmerksamkeit zu geben.«

Bei Regel-Schemata ist auch die Kontingenzebene wichtig: In jeder Regel hat die Person Annahmen darüber, was sie mit einer Person tun kann, die sich nicht an die entsprechende Regel hält. Dies sind damit Annahmen darüber, welche Konsequenzen dem Interaktionspartner von der regelsetzenden Person drohen, z. B. »Wenn mich jemand nicht respektvoll behandelt, darf ich wütend reagieren.« oder »Wenn mein Partner mir keine Aufmerksamkeit gibt, mache ich ihm eine Szene.«

Regel-Schemata kompensieren insbesondere die negativen Beziehungserwartungen der dysfunktionalen Beziehungsschemata: Hat eine Person das Schema »In Beziehungen wird man nicht respektiert.«, dann entwickelt sie auf der Spielebene eine (mehr oder weniger starke) Erwartung an Interaktionspartner, die genau dieser Annahme widersprechen (»Dein Partner hat mich respektvoll zu behandeln – und wehe nicht!«).

2.4.6 Schemata und Beziehungsmotive: die Schema-Matrix

Die vier unterschiedlichen Schema-Arten kann man noch spezifizieren, je nachdem, auf welchem zentralen Beziehungsmotiv das jeweilige Schema lokalisiert ist. Es wird angenommen, dass Personen in ihrer Biographie Erfahrungen mit ihren zentralen Beziehungsmotiven machen und dass sich dadurch spezifische Schemata bilden. Dadurch bilden sich dann auf der Ebene eines Beziehungsmotiv dysfunktionale und kompensatorische Schemata.

Wird z. B. das Anerkennungsmotiv durch ein Feedback der Art »Du bist ein Versager.«, »Du kannst nichts.« u. a. frustriert, dann bilden sich Schemata, die eng mit dem Beziehungsmotiv verbunden sind, die gewissermaßen zu dem Beziehungsmotiv gehören.

Damit bilden Klienten auch nur Schemata auf den Motiven, die für sie jeweils relevant sind: Weist ein Narzisst z. B. als relevante Motive Anerkennung und Wichtigkeit auf, dann weist dieser eben acht relevante Arten von Schemata auf (▶ Tab. 2.1).

Tab. 2.1: Übersicht über Beziehungsmotive und Schema-Arten

Schema / Motiv	Selbst-Schema	Beziehungs-Schema	Norm-Schema	Regel-Schema
Anerkennung				
Wichtigkeit				

> Es wird davon ausgegangen, dass Personen mit PD *immer* sowohl dysfunktionale als auch kompensatorische Schemata aufweisen: Dabei sind, durch die spezielle Art der Frustration, die Inhalte der Selbst- und Beziehungsschemata *immer* »Negationen des zugehörigen Motivs«: Ist mein Motiv z. B. Anerkennung und wird dies in der Biographie durch Feedback der Art »Du bist ein Versager.« frustriert, dann bilden sich Schemata heraus, *die das Gegenteil von Anerkennung* beinhalten.
> Es gilt für alle Motive: Die dysfunktionalen Schemata sind *immer* Negationen der Motive.

Damit ermöglicht dies eine *Heuristik* (ein Suchmodell für den Therapeuten): Wenn das Motiv bekannt ist, kann die Art der Schemata vorhergesagt werden (nicht die Schemata im Detail), wenn die Schemata bekannt sind, kann auf das Motiv geschlossen werden und wenn die dysfunktionalen Schemata bekannt sind, kann auf die Art der kompensatorischen Schemata geschlossen werden.

Damit erhält ein Therapeut durch die Rekonstruktion einzelner Aspekte immer bereits Hinweise auf andere Aspekte! Diese Schema-Arten werden dann in der Therapie dieser Person von Bedeutung sein.

Wie oben ausgeführt kann man sechs zentrale Beziehungsmotive unterscheiden. Macht eine Person nun in einem zentralen Beziehungsmotiv negative Erfahrungen in ihrer Biographie (und zwar konsistent über längere Zeit), dann bilden sich spezifische Schemata aus: Hat jemand z. B. ein Anerkennungsmotiv und erhält von wichtigen Bezugspersonen konsistent Kritik und Abwertung, dann bildet er ein negatives Selbstschema aus mit Annahmen wie »Ich bin nicht ok.«, »Ich bin nicht liebenswert.«, »Ich habe keine Fähigkeiten.« »Ich bin nicht intelligent.« etc.

Außerdem bildet er ein negatives Beziehungsschema aus mit Annahmen wie »In Beziehungen wird man bewertet.«, »In Beziehungen wird man kritisiert und abgewertet.« etc.

Damit kann man annehmen, dass man prinzipiell die vier Schema-Arten mit allen sechs Beziehungsmotiven kombinieren kann: Auf allen sechs Motiven kann es Selbst-Schemata, Beziehungsschemata, Norm-Schemata und Regel-Schemata geben (▶ Tab. 2.2).

Tab. 2.2: Die *Schema-Matrix*: vier Arten von Schemata bei sechs Beziehungsmotiven

Schemata / Motive	Dysfunktionale Schemata		Kompensatorische Schemata	
	Selbst	Beziehung	Norm	Regel
Anerkennung				
Wichtigkeit				
Verlässlichkeit				
Solidarität				
Autonomie				
Grenzen/Territorialität				

Prinzipiell kann es also 24 relevante Arten von Schemata geben. Faktisch gibt es jedoch bei Klienten meist deutlich weniger. Alle existierenden Schemata sollten sich in diese Matrix einordnen lassen: Und bei einer Schema-Analyse eines Klienten sollten Therapeuten versuchen, die jeweiligen Klienten-Schemata immer in diese Matrix einzuordnen. Die Matrix ermöglicht damit eine sehr prägnante Übersicht über die relevanten Schemata eines Klienten.

2.5 Manipulatives Handeln

2.5.1 Einleitung

Im Modell der doppelten Handlungsregulation wird angenommen, dass Klienten mit Persönlichkeitsstörung in ihrer Biographie wichtige Beziehungsmotive systematisch nicht befriedigt bekamen. Um ihre Bedürfnisse dennoch in gewissem Ausmaß erfüllt zu haben, haben sie gelernt, ihre Interaktionspartner dazu zu veranlassen, etwas für sie zu tun, was diese aber eigentlich nicht tun wollten.

Wenn ich als Person Anerkennung will, mein Vater sie mir (aus welchen Gründen auch immer) verweigert, dann kann ich versuchen, Strategien zu entwickeln, die ihn dazu bringen, mir eben doch Anerkennung zu geben. Und wenn diese Strategien einigermaßen funktionieren, dann lerne ich sie, baue sie aus, elaboriere sie usw.

Dadurch entwickeln die Klienten *intransparente oder manipulative Strategien*, also Handlungsweisen, mit denen sie verdeckte Ziele verfolgen und Interaktionspartner veranlassen, das zu tun, was sie möchten, ohne dass die Interaktionspartner durchschauen, was gerade in der Interaktion passiert (vgl. Breil & Sachse, 2016; Sachse, 1997, 1999, 2004c, 2007, 2013b, 2014b, 2018, 2019a; Sachse & Fasbender, 2013; Sachse & von Franqué, 2019; Sachse & Kramer, 2016; Sachse et al., 2010).

2.5.2 Was ist manipulatives Handeln?

Transparent zu handeln bedeutet, dass die Interaktionsziele einer Person für einen Interaktionspartner offen oder zumindest *erschließbar* sind: »Ich will, dass mein Partner Zeit mit mir verbringt und ich mache ihm genau das deutlich.«

Wenn eine Person, wie Klienten mit Persönlichkeitsstörung, aufgrund ihrer biographischen Erfahrungen jedoch davon ausgehen, dass ein offenes Handeln *nicht* dazu führt, dass sie bekommen, was sie möchten, weil sie von ihren Interaktionspartnern das entsprechende Feedback nicht bekommen, wenn sie authentisch handeln, sie auf eine Motivbefriedigung aber nicht verzichten wollen, dann müssen sie eben *intransparent* handeln.

Damit entwickeln sie intransparente Strategien, um ein ansonsten unlösbares Interaktionsproblem zu lösen: Man muss diese intransparenten Strategien also als *Lösungen* (und damit auch als Ressourcen) ansehen (s. u.).

Intransparentes Handeln bedeutet, dass ich einem Partner gegenüber ein bestimmtes Interaktionsziel verfolge. Z. B. will ich, dass er zuhause bleibt, obwohl wir verabredet haben, dass er Mittwochabend mit seinen Freunden verbringt. Ich nehme nun an, dass eine offene Bitte (»Bitte bleibe doch zuhause!«) nicht wirken wird, weil er sich dann auf die Vereinbarung beruft und geht. Also bin ich nicht offen und transparent. Vielmehr stelle ich einen Zustand her, der (so) gar nicht existiert und ich gebe vor, etwas von ihm zu brauchen, dass gar nicht der Fall ist. Z. B. sage ich: »Schatz, ich habe solche Kopfschmerzen, es geht mir nicht gut.« Ich weiß nun, dass »Schatz« mich in einer solchen Situation nicht allein lassen wird, also erreiche ich, dass er zuhause bleibt. Tatsächlich habe ich aber weder Kopfschmerzen, noch brauche ich Pflege – ich will bloß nicht allein sein.

Dabei werden meine wirklichen Absichten aber getarnt und so wird etwas vorgegeben, das gar nicht zutreffend ist. Und das so, dass der Interaktionspartner mit hoher Wahrscheinlichkeit reagieren wird.

Da ein solches Handeln den Interaktionspartner täuscht und ihn veranlasst, etwas zu tun, was er eigentlich gar nicht tun will, wird es als *manipulatives Handeln* bezeichnet.

2.5.3 Zum Begriff der Manipulation

Es wird hier von Manipulation oder manipulativen Strategien gesprochen: Es muss absolut klar sein, dass damit überhaupt *keine Wertung* und auch überhaupt *keine Abwertung* des Handelns gemeint sein sollen! Das ergibt sich allein schon daraus, dass solche Strategien hier als Lösungen und potentielle Ressourcen und damit nicht als »Pathologien« gesehen werden! Außerdem sollte man noch bedenken:

1. Praktisch jeder Erwachsene hat mehr oder weniger ausgeprägte Persönlichkeitsstile und damit ist er bereits (mehr oder weniger) manipulativ!
2. Persönlichkeitsstörungen sind sehr verbreitet, also gibt es recht viele Personen, die stark bis sehr stark manipulieren!

2 Theorie der Persönlichkeitsstörungen

> Ich möchte mich hier explizit der »Impression-Management-Theory« anschließen (vgl. Tedeschi et al., 1973, 1985; Tedeschi & Norman, 1985; Tedeschi & Riess, 1981 sowie Braginsky et al., 1966; Frühauf et al., 2015a, 2015b, 2017; Higgins et al., 2003; Howard et al., 1986; Kipnis et al., 1980; Leary & Kowalski, 1990; Pontari & Schlenker, 2004; Schütz, 1995; vgl. dazu: Sachse, 1999, 2001, 2002, 2006a, 2013b, 2014b, 2019a, 2019b), die annimmt,
>
> - dass Manipulation ein völlig normales, verbreitetes Interaktionsverhalten ist,
> - dass Manipulation oft als eine soziale Kompetenz oder Ressource angesehen werden kann,
> - dass Manipulation ein Kontinuum ist von leichter Manipulation bis massiver Manipulation,
> - dass Manipulation an sich noch keine sozialen Probleme erzeugt, sondern dass das Ausmaß der Manipulation (die »Dosis«) entscheidend ist,
> - dass Manipulation jedoch auch in leichter, »normaler« Form intransparent ist und einen Interaktionspartner dazu bringen soll, etwas zu tun, was er eigentlich nicht tun will (nicht, nicht jetzt oder nicht in dem Ausmaß) und dass das auf eine Weise geschieht, die der Interaktionspartner nicht durchschaut oder nicht durchschauen soll,
> - dass man daher auch bei leichter Manipulation psychologisch sinnvoll von »Manipulation« sprechen kann.
>
> Manipulation wird damit durch die *Art* der Handlung definiert, nicht durch deren Intensität. Beachtet eine Person bei Manipulation die sogenannte *Reziprozitätsregel*, hat Manipulation unter Umständen gar keine negativen sozialen Folgen. Die Reziprozitätsregel besagt, dass beide Interaktionspartner den Eindruck haben sollten, dass sie in etwa gleich viel für die Beziehung tun und in etwa gleich viel von der Beziehung profitieren. Manipulieren zwei Interaktionspartner nach dem Motto: »Heute manipuliere ich Dich, morgen darfst Du.«, passiert wahrscheinlich gar nichts.
> Manipuliert ein Interaktionspartner aber so stark, dass er den anderen »ausbeutet«, dann wird der über kurz oder lang unzufrieden und die Beziehung gerät in eine Krise.
> Bei manchen Personen, vor allem bei jenen mit starken Persönlichkeitsstörungen, kommen solche problematischen Manipulationen durchaus vor, insbesondere bei Psychopathien (Sachse & von Franqué, 2019).

Ein Therapeut sollte sich daher immer fragen:

- Wie und wodurch manipuliert ein Klient?
- In welchem Ausmaß manipuliert ein Klient?
- Verletzt er die Reziprozitätsregel?
- Welche interaktionellen Kosten erzeugt der Klient durch seine Manipulation?

Denn: Verletzt ein Klient die Reziprozitätsregel, dann wird das Handeln mit an Sicherheit grenzender Wahrscheinlichkeit (über kurz oder lang) zu Interaktionsproblemen und damit zu Interaktions*kosten* führen!

> Ein manipulatives Handeln einer Person ist ein ganz spezielles Handeln, für das gilt:
>
> - Dieses Handeln wird von einer Person ausgeführt, um einen Interaktionspartner zu einem für die Person bedürfnisbefriedigenden (komplementären) Verhalten zu veranlassen.
> - Die Person glaubt dabei, dass der Interaktionspartner dieses komplementäre Verhalten ohne dieses spezielle Handeln gar nicht ausführen würde.
> - Die Person verfolgt dadurch mit ihrem Handeln Absichten, die sie dem Interaktionspartner aber nicht offenlegt, sie möglicherweise sogar tarnt.
> - Die Person behauptet dagegen dem Interaktionspartner gegenüber (verbal oder nonverbal), eine andere Absicht zu verfolgen, die sie aber in Wahrheit gar nicht oder nicht zentral verfolgt.

Dadurch wird der Interaktionspartner über die tatsächlichen Absichten der Person getäuscht; er »durchschaut« die Strategie nicht und er hat damit auch nur wenig Wahlmöglichkeiten: Er wird zu etwas veranlasst, von dem er gar nicht weiß, was es ist oder zu etwas, was er gar nicht tun will: Und damit wird er eindeutig *manipuliert*.

Hat der Interaktionspartner den Eindruck, dass er trotzdem ausreichend von der Beziehung profitiert, muss sich das aber nicht negativ auswirken: Da er auch manipuliert, gleicht sich das wieder aus.

Fühlt sich der Interaktionspartner jedoch ausgenutzt o. ä., dann wird die Manipulation »interaktions-toxisch«.

2.6 Images und Appelle

Manipulatives Handeln wird durch sogenannte Images und Appelle vermittelt: Diese beiden Strategien sind die Grundelemente jeder Manipulation.

> Images und Appelle sind Botschaften, die die manipulierende Person an den Interaktionspartner »sendet«, um ihm ein bestimmtes Bild von sich zu vermitteln (Image) und um ihn zu bestimmten Handlungen zu veranlassen (Appell).
>
> Images und Appelle sind »Beziehungsbotschaften«, sie werden auf der Beziehungsebene übermittelt und es sind vornehmlich implizite Botschaften, d. h. sie werden vermittelt durch Gestik, Mimik, Körperhaltung, Sprechweise, Stimmlage usw. und nur zu einem Teil über verbale Texte.

Macht eine Person ein *Image* auf, dann versucht sie, beim Interaktionspartner ein bestimmtes Bild von sich aufzubauen: Dadurch gibt sie dem Interaktionspartner vornehmlich solche Botschaften, die geeignet sein können, dieses Bild aufzubauen und sie versucht, solche Botschaften zu vermeiden, die dem Bild widersprechen könnten. So kann sie z. B. die Absicht haben, beim Interaktionspartner das Bild aufzubauen, sie sei schwach, leidend, hilflos: Dann gibt sie dem Interaktionspartner Informationen folgender Art:

- Sie erzählt ihm, wie schlecht es ihr geht, welche Schmerzen sie hat.
- Sie berichtet, dass sie selbst versucht hat, ihre Probleme zu lösen, dass sie es aber nicht geschafft hat.
- Sie tut kund, dass sich ihr Zustand kontinuierlich verschlimmert usw.

Sie macht dieses Image aber keineswegs nur verbal deutlich, vielmehr

- wird sie das alles mit leidender, weinerlicher Stimme erzählen, die manchmal brüchig wird und versagt,
- wird sie bei der Erzählung ein leidendes Gesicht präsentieren, mit tiefen Sorgenfalten,
- wird sie gebeugt sitzen, niedergedrückt, sodass man ihr das Leiden ohne Schwierigkeiten ansehen kann.

> Daher muss man deutlich machen: Die Präsentation eines Images ist ein Gesamtkunstwerk, bei dem verbale, paraverbale und nonverbale Aspekte verwendet werden und zusammenwirken.

Ein Image wird präsentiert durch verbale, nonverbale und paraverbale Kommunikation, also z. B.

- durch den Text, den man produziert, durch Wortwahl, Ausdruck,
- durch Stimmlage, Stimmhöhe, Modulation, Pausen, sogenannte »angehauchte Konsonanten« (»Ich weiß nicht, wie lange ich noch hhhhhier bin.« u.ä.),
- durch Stöhnen, Schluchzen, Heulen (von sehr dezent bis massiv),
- durch Mimik, Gestik, Körperhaltung,
- durch Kleidung oder Accessoires (wie große Agenda, riesiger Aktenkoffer, teure Uhr usw.).

> *Appelle* sind solche Botschaften von Personen an Interaktionspartner, die letztere zu Handlungen veranlassen sollen: Die Interaktionspartner sollen dazu veranlasst werden, sich komplementär zu verhalten.
> Interaktionspartner können aber auch durch Appelle dazu veranlasst werden, bestimmte Handlungen *nicht* auszuführen, sie zu unterlassen: In der Regel sollen sie solche Handlungen unterlassen, die Images in Frage stellen oder Bedürfnisse der Person frustrieren können.

Appelle werden noch in weit stärkerem Ausmaß implizit gesendet als Images: Dies beruht wahrscheinlich darauf, dass Appelle in aller Regel auf Images aufbauen und es daher von den Images zu den Appellen nur noch ein kleiner Schritt ist: Stellt sich jemand als hilflos dar, dann bedarf es in der Regel nur noch eines leisen Stöhnens, um den Interaktionspartner aufzufordern, einzugreifen. Natürlich können Appelle auch als explizite, verbale Aufforderungen formuliert werden, aber das ist eher die Ausnahme: Eher stöhnt die Person, um dem Partner zu zeigen, dass sie Hilfe braucht, macht schon durch ihr Leiden deutlich, dass man sie erlösen soll usw. Meist werden explizite Appelle erst dann gegeben, wenn die Impliziten ›nicht (mehr) funktionieren«.

2.7 Manipulationen im Therapieprozess

Haben Klienten in nennenswerter Weise manipulative Strategien in ihrer Biographie gelernt, dann muss man annehmen, dass sie diese auch in vielen Interaktionssituationen einsetzen (hoch automatisiert, oft nicht bewusst). Wahrscheinlich werden sie diese Strategien immer dann einsetzen,

- wenn sie interaktionelle Motive befriedigt haben wollen,
- wenn sie annehmen, dass der Interaktionspartner diese nicht ohne diese Strategien befriedigen wird und
- wenn sie annehmen, dass der Interaktionspartner sich komplementär verhalten wird.

> Daher kann man annehmen: Klienten mit PD werden Therapeuten gegenüber mit sehr hoher Wahrscheinlichkeit vom Beginn des Therapieprozesses an manipulative Handlungen realisieren; sie werden also in hohem Ausmaß Images und Appelle realisieren und versuchen, den Therapeuten zu einem komplementären Verhalten zu veranlassen.
>
> Denn aufgrund ihrer Schemata werden sie annehmen, dass authentisches Handeln nichts bewirkt, dass manipulatives Handeln jedoch zielführend ist.

Auch im Hinblick auf den Therapeuten muss man annehmen, dass Klienten ein »doppeltes Überzeugungssystem« haben. Einerseits wissen sie, was Therapeuten in der Regel tun oder nicht tun. Das ist aber irrelevant, da Therapeuten als Interaktionspartner eben Schemata automatisiert aktivieren und damit die rationalen Erkenntnisse »schreddern«: Damit werden Schemata und Strategien auch auf den Therapeuten in vollem Umfang angewandt.

2.8 Interaktionstests

Interaktionstests oder *Tests* sind bestimmte Handlungsstrategien, mit deren Hilfe Klienten mit Persönlichkeitsstörung herausfinden wollen, wie der Therapeut zu ihnen steht.

Die Schemata, insbesondere die Beziehungsschemata, die persönlichkeitsgestörte Klienten aufweisen, besagen, dass sie in Interaktionen mit Problemen rechnen müssen: Dass sie abgewertet werden, ignoriert, bevormundet usw. Diese Schemata führen damit bei allen persönlichkeitsgestörten Klienten zu einem (mehr oder weniger) ausgeprägten *Misstrauen*: Die Klienten gehen in die Therapie nicht mit einem Vertrauensvorschuss (»Der Therapeut wird mich schon gut behandeln.«), sondern mit *Misstrauen*.

Andererseits möchten die Klienten, dass der Therapeut eine gute Beziehungsgestaltung realisiert und das bedeutet auch, sie *möchten* dem Therapeuten im Grunde vertrauen. Damit sind die Klienten aber in einem *Dilemma*: Einerseits wollen sie vertrauen, andererseits können sie das wegen ihrer Schemata aber nicht.

Prinzipiell haben die Klienten nun zwei Möglichkeiten, mit dem Dilemma umzugehen: Sie können abwarten, wie sich die Beziehung entwickeln wird und meist nimmt durch die komplementäre Beziehungsgestaltung dann das Misstrauen ab – das tun die meisten Klienten. Oder sie sind ungeduldig und wollen sofort Klarheit: Dann testen sie den Therapeuten.

Tests treten damit nicht sehr häufig auf, aber wenn, dann stellen sie in aller Regel sehr schwierige Situationen für den Therapeuten dar. Besteht ein Therapeut den Test nicht, kann das das Ende der Therapie bedeuten. Daher ist es sehr wichtig, dass ein Therapeut einen Test besteht.

»Test« bedeutet, dass Klienten etwas tun, was die therapeutischen Regeln verletzt, was den Therapeuten provoziert oder was man allgemein in Interaktionen nicht tun sollte: Sie werten z. B. den Therapeuten ab, kritisieren ihn ohne triftigen Grund, überschreiten Grenzen usw.

> Klienten testen aber *nicht*, um Regeln zu verletzen oder um einen Therapeuten zu verärgern: Sie tun das nur, um festzustellen, wie der Therapeut daraufhin mit ihnen umgeht.
>
> Tests sind daher keineswegs »bösartig« und die Klienten machen das auch nicht »zum Spaß«: Sie tun es nur, um *für sich selbst Klarheit und Sicherheit zu gewinnen*.
>
> Diese Erkenntnis hilft Therapeuten oft, Tests auch nicht persönlich zu nehmen, denn das sind sie nicht: Jeder Therapeut würde in der Situation getestet.
>
> Die Logik des Vorgehens ist Folgende: »Wenn ich den Therapeuten verärgere, kritisiere o. ä. und der Therapeut dann trotzdem freundlich und zugewandt bleibt und die Beziehung nicht kündigt, ist das ein Zeichen dafür, dass ich dem Therapeuten vertrauen kann.«

Tests dienen also nur einem Zweck: Festzustellen, ob ein Klient dem Therapeuten trauen kann. Kann er das, dann kann der Klient sich weiter auf die Beziehung einlassen. D. h. besteht der Therapeut den Test, entwickelt sich die Beziehung weiter. Besteht der Therapeut den Test nicht, verschlechtert sich die Beziehung oder ist sogar zu Ende.

Tests dienen somit zentral dazu, »Sicherheit« zu schaffen an Stellen, an denen die Person misstrauisch ist.

Tests sind immer *Prüfungen der Beziehung*, sie beziehen sich immer darauf, Einstellungen oder Eigenschaften des Interaktionspartners im Hinblick auf die Gestaltung von Beziehung zu testen. Die Klienten nutzen dabei oft *Inhalte* für den Test (»Sie verstehen mich nicht.« o. ä.), es geht aber nie um die Inhalte, es geht immer um Beziehung. Daher muss ein Therapeut auch auf der *Beziehungsebene* reagieren, nicht auf der Inhaltsebene.

Er sollte auch keine Inhalte diskutieren, didaktisieren o. ä.: Das ist alles *Unsinn*, denn darum geht es dem Klienten nicht. Der Therapeut sollte stattdessen durch *eine gezielte Beziehungsbotschaft* auf den Test eingehen (s. u.).

Dabei kann der Interaktionspartner auf ganz Verschiedenes hin getestet werden, z. B.:

- Ob er auch in kritischen Situationen zugewandt bleibt.
- Ob er wirklich verlässlich ist.
- Ob er solidarisch ist.
- Ob er kompetent ist.
- Ob er stark genug ist.
- Ob er sich durchsetzen kann usw.

Viele Klienten mit PD realisieren auch in der Therapiesituation (für eine Störung charakteristische) Tests. Diese Tests stellen besonders hohe interaktionelle Anforderungen an Therapeuten: Bestehen Therapeuten diese Tests nicht, verschlechtert sich die Therapeut-Klient-Beziehung und ein Klient kann die Therapie abbrechen.

2.9 Vertrauen

Alle Klienten mit PD weisen negative Annahmen in ihren Selbst- und Beziehungsschemata auf. Diese Annahmen suggerieren den Klienten, dass es in Beziehungen Probleme geben wird und auch, dass es in der therapeutischen Beziehung die entsprechenden Probleme geben wird.

Je negativer diese Annahmen sind, desto mehr und desto drastischere Probleme erwartet der Klient. Das bedeutet aber, dass der Klient aufgrund dieser Schemata immer ein bestimmtes Ausmaß an Misstrauen dem Therapeuten gegenüber aufweist: Er nimmt an, dass er in bestimmter, unangenehmer Weise vom Therapeuten behandelt werden könnte. Dabei weisen bestimmte Störungen (sogenannte Nähe-Störungen, s. u.) ein eher leichtes Ausmaß, andere Störungen (sogenannte Distanz-Störungen, s. u.) ein eher starkes Misstrauen auf.

Aus diesem Grund muss ein Therapeut in jeder Therapie mit einem PD-Klienten durch gezielte Beziehungsgestaltung erst Vertrauen aufbauen (s. u.).

2.10 Ich-Syntonie

Wenn ein Klient ein Problem hat, er erkennt, dass er ein Problem hat, dass er das Problem selbst erzeugt und ihn das Problem stört, dann bezeichnet man das Problem als »*ich-dyston*«: Das Problem steht nicht in Einklang mit der Person. »Ich-dyston« bedeutet damit in aller Regel auch, dass der Klient eine Motivation hat, etwas gegen das Problem zu tun.

Hat eine Person jedoch ein Problem, das ihr Kosten bereitet und nimmt sie nur die Kosten wahr, aber nicht, dass sie Teil des Problems ist, das Problem selbst bedingt oder die Verantwortung für das Problem hat, dann ist die Störung »ich-synton«: Die Störung selbst stört die Person gar nicht, weil sie diese gar nicht als Störung oder als Problem erkennt. Das Einzige, was sie sieht und was sie stört, sind die Kosten. Damit ist die Person dann aber auch gar nicht motiviert, an ihrer Störung zu arbeiten, sondern nur daran, ihre Kosten »irgendwie« loszuwerden: Sie ist damit nicht änderungsmotiviert, sondern »kostenreduktions-motiviert«.

Alle PD sind ich-synton, d. h. alle PD zeigen Probleme mit Änderungsmotivation. Klienten mit PD weisen jedoch oft manipulative Strategien u.ä. auf, die ihnen massive Kosten verursachen. In der Biographie waren diese Strategien aber extrem hilfreich und das sind sie heute z. T. immer noch. Daher kann die Person solche Handlungen nur sehr schwer als problematisch sehen. Die Handlung selbst stört die Person deshalb gar nicht, sie ist »ich-synton«. Die Person sieht zwar die Kosten, erkennt aber nicht, dass *sie* die Ursache der Kosten ist, dass *sie selbst* die Kosten erzeugt. Sie attribuiert die Kosten nicht auf sich, sondern auf »Umstände« oder andere Personen.

Damit ist sie oft auch der Ansicht, nicht sie müsse sich ändern, sondern die Interaktionspartner müssten sich ändern. Da die Kosten den Klienten schon stören, ist er meist »therapie-motiviert«, d. h. er ist motiviert, eine Therapie aufzusuchen. Dennoch ist er damit *nicht* änderungsmotiviert, also er sieht nicht, dass er selbst etwas tun muss. Er möchte oft, dass der Therapeut »die Kosten weg macht« oder eine Lösung präsentiert, für die er sich nicht ändern muss.

2.11 Änderungsmotivation

Änderungsmotivation, also die Motivation, an sich selbst und seinem Verhalten etwas zu ändern und in der Therapie daran aktiv zu arbeiten oder mitzuarbeiten, setzt voraus, dass man nicht nur Kosten erkennt: »Leidensdruck« erzeugt allein noch keine Änderungsmotivation.

Die Person muss auch erkennen, dass sie selbst Verantwortung für Probleme und Kosten hat, um zu schließen, dass sie selbst etwas tun und ändern muss.

Solange sie Kosten und Probleme external attribuiert, sind andere dafür verantwortlich, und dann sollen sich aus Sicht der Person auch die anderen ändern. Änderungsmotivation erfordert also,

- dass man Probleme und Kosten wahrnimmt,
- dass diese einen signifikant stören und
- dass man die Ursachen der Kosten und Probleme auf sich selbst attribuiert.

Ist ein Problem jedoch ich-synton, dann ist genau das aber nicht der Fall: Die Person erkennt nicht, dass *sie selbst* etwas ändern sollte oder muss.

Damit weisen PD zu Therapiebeginn so gut wie keine Änderungsmotivation auf: Sie wollen ihre Kosten loswerden, wollen aber nichts dafür tun; sie wollen, dass der Therapeut »die Probleme wegmacht«, wollen aber dafür nichts tun. Die Devise ist: »Wasch mir den Pelz, aber mach mich nicht nass!«

Der Klient weist damit eine sogenannte »Kosten-Reduktionsmotivation« auf, d. h. er will lediglich seine Kosten loswerden, unter Umständen auch dadurch, dass sich seine Interaktionspartner ändern. Der Klient kann jedoch auch eine *Stabilisierungsmotivation* (s. u.) aufweisen, also eine Motivation, gar nichts zu verändern.

Daher muss ein Therapeut davon ausgehen, dass Klienten mit PD keine Änderungsmotivation in die Therapie mitbringen: Zu Therapiebeginn ist Änderungsmotivation gering.

> Damit ist Änderungsmotivation ein Therapieziel, keine Therapievoraussetzung: Therapeuten müssen (in der zweiten Therapiephase) *eine Änderungsmotivation aktiv schaffen*.

Dazu ist es erforderlich, aus einer ich-syntonen eine (zumindest zum Teil) ich-dystone Störung zu machen. Der Klient muss erkennen, dass er nicht nur Kosten *hat*, sondern dass er Kosten *selbst erzeugt* und dass er sein Handeln und die dafür verantwortlichen Prozesse *aktiv angehen* und *ändern* muss: Er muss erkennen: »Entweder ändere ich was oder ›es‹ ändert sich nichts.«

Die Schaffung von Änderungsmotivation ist damit eine zentrale, aber auch schwierige therapeutische Aufgabe!

2.12 Kurzer Überblick über die Persönlichkeitsstörungen

Wie ausgeführt soll nicht *im Detail* auf einzelne Persönlichkeitsstörungen oder auf die damit verbundenen spezifischen therapeutischen Strategien eingegangen werden.

An manchen Stellen ist es jedoch unvermeidlich, zumindest oberflächlich auf Unterschiede in den einzelnen Störungen hinzuweisen. Daher soll hier ein kurzer Überblick gegeben und im weiteren Verlauf immer wieder auf spezielle Aspekte einzelner Störungen eingegangen werden.

Es werden zwei Arten von PD unterschieden: Es gibt die sogenannten »reinen Persönlichkeitsstörungen«, also solche, die sich durch rein psychologische Konzepte erklären lassen und für die es rein psychotherapeutische Vorgehensweisen gibt. Diese sind (mit Abkürzungen):

- narzisstisch (NAR)
- histrionisch (HIS)
- dependent (DEP)
- selbstunsicher (SU)
- schizoid (SCH)
- passiv-aggressiv (PAS)
- zwanghaft (ZWA)
- paranoid (PAR)

Außerdem gibt es die sogenannten »hybriden PD«, also solche, für die man psychologische und neuropsychologische Erklärungsansätze benötigt und für deren Behandlung man spezifische Trainingsmethoden braucht. Dies sind:

- Borderline (BOR)
- Psychopathie (PSY)

Auf diese Störungen soll hier nicht weiter eingegangen werden.
Die »reinen PD« lassen sich unterteilen in Nähe- und Distanz-Störungen.
Klienten mit Nähe-Störungen (NAR, HIS, DEP, SU) suchen aktiv Beziehungen, lassen sich auf Beziehungen ein und reagieren vergleichsweise gut auf eine komplementäre Beziehungsgestaltung.
Klienten mit Distanz-Störungen lassen sich nur schwer auf Beziehungen ein, halten Distanz und/oder kontrollieren Interaktionspartner stark. Sie reagieren auch nur langsam auf eine komplementäre Beziehungsgestaltung.
Kurz kann man die einzelnen Störungen wie folgt charakterisieren.

1. Narzisstische PD:

Die Person hat viele Zweifel an sich selbst oder ihren Fähigkeiten (d. h. sie weist ein negatives Selbstschema (SK-) auf). Sie kompensiert dies durch die Entwicklung eines positiven Selbst-Schemas (SK+), also dadurch, dass sie andererseits von sich annimmt, »toll« und »kompetent« o. ä. zu sein.

Sie ist aufgrund ihres negativen Selbstschemas kritikempfindlich, stark bestimmend und oft schnell zu verärgern.

Bei »erfolgreichem« Narzissmus ist die Person hochgradig anstrengungsbereit, handlungsorientiert, entscheidungsfreudig, risikobereit, eher kreativ und wird (im Rahmen ihrer Kompetenzen) auch beruflich erfolgreich.

Bei »erfolglosem« Narzissmus glaubt die Person meist, nichts erreichen zu können und ist nur wenig anstrengungsbereit: Sie bildet damit ein kompensierendes positives Selbstschema, in dem sie annimmt, selbst Fähigkeiten zu haben, die sie nicht hat.

2. Histrionische PD:

Die Person zeigt im Verhalten eine (hohe) Dramatik, ist hoch manipulativ, versucht Aufmerksamkeit zu erlangen und fühlt sich schnell nicht ernst genommen. Sie verfügt meist über eine Vielzahl manipulativer Strategien, setzt viele Regeln und reagiert oft relativ heftig negativ auf Regel-Verletzungen.

Bei »erfolgreicher« Histrionik realisiert die Person überwiegend sogenannte positive manipulative Strategien, also solche, die auf Interaktionspartner zunächst positiv wirken wie attraktiv sein, unterhaltsam sein etc.

Bei »erfolgloser« Histrionik realisiert die Person überwiegend sogenannte »negative Strategien« wie fordern, nörgeln, jammern u.ä.

3. Dependente PD:

Die Person hat massiv negative Beziehungsschemata der Art »Beziehungen sind nicht verlässlich.« und hat dadurch starke Angst, verlassen zu werden. Um Beziehungen zu stabilisieren, vermeidet sie Konflikte, ordnet sich anderen unter, versucht, die Erwartungen von Interaktionspartnern zu erfüllen. Sie kann schwer Entscheidungen treffen und weiß nicht, was sie möchte. Sie versucht mit Interaktionspartnern alle Probleme zu vermeiden, sich durch ihr Handeln »unentbehrlich« und damit eine Beziehung stabil zu machen. Sie zeigt ein hohes Maß an Selbsttäuschung (Sachse, 2020c), indem sie sich selbst vormacht, sich für den Partner aufopfern *zu wollen*, mit allem zufrieden zu sein und keine Probleme zu haben.

4. Selbstunsichere PD:

Die Person weist negative Attraktivitätsschemata auf der Art »Ich bin nicht männlich/weiblich genug.«, »Ich bin uninteressant.«, »Ich sehe schlecht aus.« u.ä. Die Person hält sich für sozial ungeschickt, unattraktiv; sie fürchtet soziale Blamage und versucht, Aufmerksamkeit zu vermeiden. Vor allem hat sie Annahmen, sie sei für potentielle Partner unattraktiv; sie möchte sehr gerne Kontakt, hat jedoch massive Angst vor Ablehnung. Durch ihr ungünstiges Sozialverhalten erzeugt sie in hohem Maße selbsterfüllende Prophezeiungen und stabilisiert damit stark ihre negativen Schemata.

5. Schizoide PD:

Die Person hat Schemata der Art, dass Beziehungen nichts bringen und sogar unangenehm und gefährlich sind. Die Person geht wenig in Beziehungen, versucht, allein »mit allem klarzukommen«; sie unternimmt viel allein und braucht scheinbar wenig Kontakte. Tatsächlich hat sie jedoch ein Bedürfnis nach Beziehungen, glaubt aber, Beziehungen seien ungünstig und gefährlich. Deshalb hält sie Distanz zu Interaktionspartnern, meist dadurch, dass sie wenig an verbalen, paraverbalen und nonverbalen Signalen zeigt.

6. Passiv-aggressive PD:

Die Person hat Schemata der Art, dass andere ihre Grenzen verletzen werden und sie sich nur schlecht dagegen schützen kann. Die Person fühlt sich schnell bevormundet und kontrolliert. Sie versucht, ihre Grenzen auf unoffene Weise zu schützen, indem sie vorgibt, kooperativ zu sein, sabotiert aber Aktionen verdeckt. Sie ist manchmal pessimistisch (»negativistisch«). Die Person hat ständig Angst, dass Interaktionspartner ihre Grenzen überschreiten und dadurch Schaden anrichten und versucht das mit Strategien unoffener Sabotage zu verhindern.

7. Zwanghafte PD:

Die Person hat starke, hoch verbindliche, starre und rigide Normen, oft moralischer Art. Die Person folgt den starren Normen und Vorstellungen in hohem Maße. Sie definiert auch für Interaktionspartner starre Regeln und erwartet, dass Interaktionspartner sich völlig daranhalten; was sie von Interaktionspartnern erwartet, erwartet sie meist auch von sich. Sie übt in hohem Ausmaß Kontrolle aus und kontrolliert ihre Emotionen stark. Sie versucht auch Interaktionspartner zu kontrollieren. Sie hat oft die Vorstellung, moralischer zu sein als Interaktionspartner und besser zu wissen, was »man« tun sollte. Deshalb versucht sie, Interaktionspartnern stark vorzuschreiben, was sie allgemein tun sollen oder nicht dürfen.

8. Paranoide PD:

Die Person hat Annahmen, dass Interaktionspartner gefährlich sind und »ihr was wollen« und dass sie sich nicht gut dagegen wehren kann. Die Person hat ständig den Eindruck, andere seien feindselig und wollen ihr schaden; sie ist hoch misstrauisch und lässt sich kaum auf Beziehungen ein. Sie unterstellt Interaktionspartnern »böse« Absichten, verhält sich abweisend und feindselig. Sie lässt sich nur schwer auf Beziehungen ein und vertraut einem Interaktionspartner nie wirklich. Therapeuten haben damit auch massive Probleme, mit diesen Klienten eine vertrauensvolle Beziehung aufzubauen.

3 Therapie von Persönlichkeitsstörungen

3.1 Grundsätzliche Aspekte

Aus den geschilderten Gründen unterscheidet sich die Therapie von PD sehr stark von der Therapie sogenannter »Achse-I-Störungen« wie Ängsten oder Depressionen, vor allem in den ersten zwei Phasen der Therapie. Daher sollte ein Therapeut eine PD auch *möglichst früh* und *möglichst sicher* erkennen, um seine Therapie so schnell wie möglich darauf abzustimmen. D. h. der Therapeut sollte schnell eine *Hypothese* entwickeln, diese dann systematisch prüfen, elaborieren usw.

Wichtig ist dabei: Eine diagnostische Hypothese dient nicht der »Kategorisierung« oder gar Pathologisierung von Klienten, sondern nur dazu, therapeutische Strategien valide abzuleiten!

Gravierende Unterschiede zwischen PD und sogenannte »Achse-I-Störungen« sind:

- Ein PD-Klient *will in hohem Maß eine bestimmte Art von Beziehung vom Therapeuten*, d. h. er erwartet eine bestimmte Art von Beziehungsgestaltung vom Therapeuten.
- Aufgrund seiner negativen Selbst- und Beziehungsschemata weist der Klient ein bestimmtes *Ausmaß von Misstrauen* dem Therapeuten gegenüber auf: Er nimmt an, dass das, was die Schemata besagen, auch in der Therapie passieren wird.
- Damit hat er zunächst nur geringes Vertrauen in die Person und *Kompetenz* des Therapeuten.
- Ein PD-Klient zeigt zu Therapiebeginn so gut wie *keine Änderungsmotivation;* stattdessen zeigt er eine Kosten-Reduktionsmotivation oder sogar eine Stabilisierungsmotivation.
- Ein PD-Klient realisiert dem Therapeuten gegenüber *praktisch sofort manipulatives Handeln*. Vor allem realisiert der Klient bestimmte Images und Appelle.
- Ein PD-Klient realisiert unter Umständen *Interaktionstests* oder erzeugt schwierige Interaktionssituationen.
- Ein PD-Klient reagiert aufgrund seiner Schemata *auf bestimmte Arten von Interventionen hoch empfindlich*.

Ein Therapeut benötigt deshalb bei Klienten mit PD *von Therapiebeginn an spezifische therapeutische Strategien*. Diese sind aufwendig, schwierig und deren Wirkung braucht meist Zeit.

Aus diesen Gründen sollte ein Therapeut, sobald er die Hypothese PD hat, seine Therapie systematisch darauf ausrichten!

Natürlich muss er sich immer der Tatsache bewusst bleiben, dass die Diagnose eine Hypothese ist und bleibt und nie zur »Wahrheit« wird: Dennoch muss er sich an solchen Hypothesen orientieren, um handlungsfähig zu sein.

3.2 Therapie-Phasen

Es wird davon ausgegangen, dass sich die Therapie von Klienten mit Persönlichkeitsstörungen in *Phasen* vollziehen sollte. Jede Therapiephase ist dabei durch bestimmte therapeutische Schwerpunkte gekennzeichnet: In jeder Phase verfolgt der Therapeut *bestimmte therapeutische Prozess-Ziele* mit bestimmten Strategien. Sind diese Ziele erreicht, dann geht der Therapeut zur nächsten Phase über, in der er neue therapeutische Ziele mit neuen, anderen therapeutischen Strategien verfolgt.

Es ist unserer Erfahrung nach wichtig, sich als Therapeut an die *Reihenfolge der Prozessziele* zu halten, um therapeutische Effekte zu erzielen; Therapeuten, die dies nicht tun, scheitern unserer Erfahrung nach immer, da sie die Voraussetzungen zur Durchführung bestimmter Strategien nicht geschaffen haben und Klienten mit ungenügender Compliance reagieren.

In jeder der Phasen realisiert der Therapeut therapeutische Strategien auf der Beziehungs-, Inhalts- und Bearbeitungsebene; allerdings wechseln die Schwerpunkte: Während in Phase 1 Strategien auf der Beziehungsebene dominieren, ist die 2. Phase durch Inhalts- und Bearbeitungsstrategien geprägt und in der 3. und 4. Phase stehen Inhaltsstrategien im Vordergrund.

> Die Phasen sind im Überblick:
>
> - Phase 1: Komplementäre Beziehungsgestaltung
> - Phase 2: Entwicklung eines Arbeitsauftrages
> - Phase 3: Klärung
> - Phase 4: Bearbeitung von Schemata
> - Phase 5: Transfer

3.2.1 Phase 1: Beziehungsgestaltung

In der ersten Phase der Therapie geht es primär, aber natürlich nicht nur, um eine Beziehungsgestaltung; nämlich zunächst einmal um eine allgemeine und, sobald das möglich ist, um eine komplementäre Beziehungsgestaltung

> Verhalten sich Therapeuten zu diesen Beziehungswünschen komplementär, dann schaffen sie ein hohes Ausmaß von *Beziehungskredit* (vor allem im Sinne von personalem Vertrauen, aber auch im Sinne von Kompetenzvertrauen): Der Klient geht davon aus, dass der Therapeut »ihm nichts will«, dass der Therapeut »nicht bedrohlich« ist, dass der Therapeut »auf seiner Seite ist« und ihm »wirklich helfen will«. *Dies ist die Voraussetzung für jede Art von therapeutischer Mitarbeit*, von Compliance: Klienten lassen sich nur dann auf Klärung, auf therapeutische Strategien, auf Veränderungsprozesse und vor allem auf Konfrontationen ein, wenn sie diese Art von personalem Vertrauen zum Therapeuten entwickelt haben. Der Therapeut schafft auch so viel Beziehungskredit, dass er sich schließlich »konfrontative Interventionen leisten« kann.

Ein Therapeut sollte in der ersten Phase (als Vorbereitung für Phase 3) auch immer wieder versuchen, die Perspektive des Klienten zu internalisieren, also auf innere Prozesse des Klienten zu lenken.

Dabei regt ein Therapeut den Klienten dazu an, seine Perspektive nach innen zu lenken, auf das, was er denkt, fühlt, möchte, will. Dies kann er durch Fragen tun wie:

- Was löst die Situation in Ihnen aus?
- Was geht Ihnen in Situation X durch den Kopf?
- Was empfinden Sie in Situation X?
- Was hätten Sie in Situation X gerne getan? usw.

Auch hier regt der Therapeut Internalisierungen als Angebote wieder und wieder an, bis der Klient irgendwann darauf eingeht und der Therapeut *dann* einen Klärungsprozess initiieren kann.

> Internalisierungen verwendet der Therapeut somit auch als *Marker*: Mit ihnen markiert der Therapeut (auch dann, wenn der Klient nicht auf diese Fragen eingeht),
>
> - dass der Klient sich mit internalen Prozessen beschäftigen sollte;
> - dass der Therapeut die Beachtung dieser Prozesse für wichtig hält und auch
> - dass der Klient bemerkt, dass er auf diese Fragen keine Antwort weiß und dass das ein Hinweis auf unklare Probleme sein könnte.
>
> Ein Marker ist damit eine Intervention, von der ein Therapeut annehmen kann, dass ihre Wirkung *kumulativ* entsteht, d. h. dass sie langfristig wirkt, wenn und falls sie vom Therapeuten immer wieder angewandt wird!

> Marker wirken in aller Regel nicht sofort: Der Therapeut muss sie sehr oft verwenden, bevor sie Wirkung zeigen. Aber sie zeigen Wirkung! Sie zeigen allerdings auch nur dann Wirkung, wenn man sie realisiert!

Interaktionelle Tests werden von Klienten meist zu Beginn der Therapie realisiert. Daher treten die meisten Tests während der Therapiephase 1 auf. Deshalb gehört es auch zu den Aufgaben von Therapeuten in dieser Phase, Tests zu bestehen.

3.2.2 Phase 2: Entwicklung eines Arbeitsauftrages

Persönlichkeitsstörungen müssen, wie ausgeführt, als *ich-syntone Störungen* aufgefasst werden. Damit sind die Klienten, die mit Persönlichkeitsstörungen in Therapie kommen, aber im Hinblick auf ihre Persönlichkeitsstörung nicht änderungsmotiviert und haben infolgedessen im Hinblick auf diese Störung *auch keinen Arbeitsauftrag*: Sie wollen nicht an der Veränderung der Persönlichkeitsstörung arbeiten und sie weisen bei entsprechenden Interventionen des Therapeuten auch keine Compliance auf. Ohne Arbeitsauftrag kann ein Therapeut aber gar nicht an der Veränderung einer Störung arbeiten: *Ohne Arbeitsauftrag gibt es keine sinnvolle Therapie.*

> *Daher gilt:* Soll an einer Veränderung der Persönlichkeitsstörung gearbeitet werden, muss zunächst ein Arbeitsauftrag (eine Änderungsmotivation) geschaffen werden.

Wenn Klienten sich der Mühe unterziehen wollen und sollen, ihr System zu klären und zu modifizieren, dann müssen sie dringend einen Arbeitsauftrag entwickeln, d. h. sie müssen eine Änderungsmotivation im Hinblick auf Aspekte der Persönlichkeitsstörung aufbauen. Dies ist für Therapeuten eine sehr schwierige Aufgabe und hier können Klienten auch die Therapie abbrechen, weil sie erkennen, dass sie gar nicht an einer Veränderung arbeiten wollen.

Der Klient muss somit in dieser Phase durch Interventionen des Therapeuten eine Änderungsmotivation aufbauen und einen Arbeitsauftrag entwickeln.

Dazu muss der Therapeut dem Klienten durch entsprechende Interventionen deutlich machen,

- dass er Kosten *hat*,
- dass er diese Kosten *nicht will*,
- dass er diese Kosten durch Schemata usw. *selbst erzeugt*,
- dass er die Kosten reduzieren *kann*, wenn er diese Schemata usw. verändert und
- dass er dies in der Therapie mit dem Therapeuten tun kann.

Interventionen, die dazu dienen, den Klienten auf etwas aufmerksam zu machen, was er nicht erkennt und/oder nicht erkennen will, sind sogenannte *konfrontative*

Interventionen. Sie laufen prinzipiell den Intentionen des Klienten entgegen. Damit »buchen sie dem Therapeuten immer Beziehungskredit ab«. Um Änderungsmotivation zu schaffen, sind jedoch konfrontative Interventionen *unumgänglich*!

In diesen beiden ersten Phasen sind die Unterschiede im therapeutischen Vorgehen bei PD-Klienten besonders drastisch, verglichen mit Achse-I-Klienten. Deshalb liegt der Fokus dieses Buches auf den Strategien in diesen beiden Phasen.

3.2.3 Phasen 3, 4 und 5

Die Phase 3 einer Therapie mit PD-Klienten bezieht sich auf die Klärung relevanter Schemata von Klienten durch eine konstruktive Steuerung des Klienten durch den Therapeuten.

Die Phase 4 richtet sich auf eine systematische Bearbeitung der relevanten Klienten-Schemata, vornehmlich durch das sogenannte »Ein-Personen-Rollenspiel« sowie auf eventuell notwendige Trainings wie z. B. Training sozialer Kompetenz. Zur genaueren Information siehe: Breil & Sachse, 2009; Fasbender & Sachse, 2018; Sachse, 2013a, 2015a; Sachse & Fasbender, 2013; Sachse et al., 2008, 2011.

Die Phase 5 bezieht sich dann auf einen Transfer des in der Therapie erreichten in die Realsituation des Klienten und auf Realitätstests.

Diese Phasen sollen in diesem Zusammenhang jedoch nicht weiter betrachtet werden, da es in diesem Buch, wie ausgeführt, um die zentralen therapeutischen Strategien bei PD-Klienten geht und die realisieren Therapeuten insbesondere in den ersten beiden Phasen.

4 Modellbildung durch den Therapeuten

4.1 Was ist Modellbildung?

Modellbildung durch den Therapeuten bedeutet, dass der Therapeut ein hypothetisches Modell über den Klienten bildet, das er im Prozess ständig prüfen, ergänzen, elaborieren, verändern und manchmal auch verwerfen muss. Dies wird auch »Klienten-Modell« genannt: Es stellt die entscheidende Wissensbasis für den Therapeuten bereit, die er braucht, um den Klienten zu verstehen, Prozesse zu analysieren, therapeutische Entscheidungen zu treffen und Interventionen abzuleiten (Sachse, 2017a).

> Das Modell sollte alle Informationen enthalten, die ein Therapeut für seine therapeutischen Entscheidungen und die Ableitung von Interventionen und Strategien benötigt.
> Ein Klienten-Modell besteht im Wesentlichen aus zwei Teilen: Dem *Fallkonzept* und dem *Prozessmodell*.
> Im Fallkonzept werden Informationen über das Klientenproblem, die Diagnose und die wesentlichen psychologischen Aspekte eingetragen, also z. B.
>
> - welche Beziehungsmotive der Klient aufweist,
> - welche Schemata er hat,
> - welche konkreten Inhalte die Schemata aufweisen,
> - ob der Klient Images und Appelle sendet und wenn ja, welche,
> - ob der Klient versucht, den Therapeuten in manipulative Strategien zu verstricken und schließlich,
> - welche PD-Diagnose der Therapeut dem Klienten gibt.
>
> Im Prozessmodell werden Informationen eingetragen, *wie ein Klient aktuell arbeitet*, wie motiviert er ist, ob er vermeidet u.ä. Da der Klient im Prozess ständig seine Bearbeitung ändern kann, seine Inhalte ändert, neue Schemata aktiviert, Emotionen erzeugt usw. ändert sich der Prozesszustand des Klienten ständig.
> Selbst wenn der Therapeut im Prinzip einen hohen Beziehungskredit hat, kann der Klient ihm aktuell durch eine konfrontative Intervention Kredit abbuchen.
> Damit ändern sich Prozessvariablen ständig.

> Was der Therapeut aber aktuell tun sollte und tun kann, hängt von diesen Prozessvariablen ab: Daher muss der Therapeut immer über den aktuellen Prozess informiert sein.
> Deshalb braucht er ein Prozessmodell, in dem z. B. steht,
>
> - wie der aktuelle Stand der Therapeut-Klient-Beziehung ist,
> - wie stark der Klient aktuell vermeidet,
> - welche Inhalte und Fragestellungen der Klient aktuell im Fokus hat,
> - wie gut er im Augenblick vertieft, klärt, arbeitet,
> - wie motiviert der Klient zurzeit ist *usw.*
>
> Mit solchen Aspekten soll sich hier aber nicht näher befasst werden (vgl. Becker & Sachse, 1998; Sachse, 2006b, 2017a).

Das Fallkonzept ist für den Therapeuten von zentraler Bedeutung, denn davon kann der Therapeut ableiten, auf welche Aspekte er sich konzentrieren muss, welche Prozessziele er jetzt als erstes ansteuern sollte, worauf er achten muss usw.

Der Therapeut kann bei einer Modellbildung *zentralen Leitfragen* folgen: Dies sind Fragestellungen, an denen der Therapeut entlang denkt und aufgrund derer er gezielt Informationen sucht, mit deren Hilfe er die Fragen beantworten kann.

Leitfragen sind also keine Fragen an Klienten (das sind »Interventionsfragen«), sondern *Heuristiken*, an denen sich ein Therapeut orientieren sollte.

Solche Fragen sind:

- Welche Beziehungsmotive weist der Klient auf?
- Welches Beziehungsmotiv ist zentral?
- Welche Schemata kann ein Therapeut rekonstruieren?
- Welche Selbst-, Beziehungs-, Norm- und Regelschemata sind erkennbar?
- Auf welchen Beziehungsmotiven sind die Schemata lokalisiert?
- Sendet der Klient Images und Appelle?
- Wenn ja: Welche?
- Was will er damit beim Therapeuten bewirken?
- Versucht der Klient, den Therapeuten zu manipulieren?
- Hat der Therapeut Störgefühle? Falls ja, unbedingt klären!

Der Therapeut kann dann alle diese Informationen systematisch nutzen, um zu einer PD-Diagnose zu kommen, die er neben einer »klassischen« DSM- oder ICD-Diagnose ableiten sollte (zum DSM-V siehe Falkai & Wittchen, 2015; zum ICD-10 siehe Dilling et al., 2006 (eine wirklich verwendbare Version des ICD-11 liegt zu diesem Zeitpunkt noch nicht vor). Zu diesen diagnostischen Aspekten, auf die hier nicht näher eingegangen werden soll, siehe Sachse (2015b, 2020a, 2020b).

4.2 Analyse nach der Schema-Matrix

Der *Kern* eines Fallkonzeptes besteht darin, die jeweils relevanten Beziehungsmotive eines Klienten und die relevanten Schemata zu identifizieren und deren Inhalte zu rekonstruieren.

Die Schema-Matrix dient damit als eine Heuristik, also als ein Suchmodell, an dem ein Therapeut sich orientieren kann, um die relevanten Aspekte zu finden, keine relevanten Inhalte zu übersehen und auch zu fassen, welche Aspekte noch unklar sind bzw. fehlen.

> Der Therapeut kann aufgrund der Matrix die vom Klienten »einlaufende« Information auswerten und sich fragen:
>
> - Habe ich Hinweise auf bestimmte Beziehungsmotive?
> - Auf welche?
> - Gibt es Hinweise auf die Existenz von Schemata?
> - Auf welche Arten von Schemata? Selbstschemata, Beziehungsschemata, Normschemata, Regelschemata?
> - Ist es möglich, Inhalte der Schemata zu bestimmen?
> - Können die Schemata einem Beziehungsmotiv zugeordnet werden?
> - Gibt es auf einer Ebene eines Beziehungsmotivs Hinweise darauf, dass Informationen fehlend sind oder bestimmte Schema-Inhalte unklar?

Die in der Tabelle dargestellte Matrix gibt für die sechs Beziehungsmotive »typische« Schemata an, und zwar Selbst-, Beziehungs-, Norm- und Regelschemata (▶ Tab. 4.1).

»Typisch« bedeutet, dass man auf dieser Beziehungsmatrix-Ebene diese *Art* von Schemata erwarten kann, die angegebenen Schemata sind aber *nur Muster-Beispiele*: Wie die Schemata eines Klienten im Einzelnen lauten und welche weiteren Annahmen im Schema des Klienten stehen, kann und muss der Therapeut zusammen mit dem Klienten erarbeiten und kann sie oft erst durch einen Klärungsprozess identifizieren.

Dieser Aspekt ist therapeutisch von großer Bedeutung:

- Das Modell spezifiziert einmal, *welche Arten von Schemata* prinzipiell zu erwarten sind: Damit hilft es dem Therapeuten bei dem Erkennen und der Identifizierung von Schemata.
- Aber erst im Therapieprozess, durch Klärungsprozesse, können Therapeut und Klient gemeinsam klären, wie die Schemata dieses speziellen Klienten im Detail wirklich lauten.

Bei den einzelnen Beziehungsmotiv-Ebenen ist paradigmatisch angegeben, für welche Persönlichkeitsstörungen diese Konstellation von Schemata typisch ist.

Dabei sieht man, dass z. B. für das Anerkennungsmotiv drei Ausprägungen existieren, die zwar alle mit Anerkennung zu tun haben, die aber unterschiedliche Arten von Schemata enthalten und vor allem unterschiedliche Arten kompensatorischer Schemata. Diese unterschiedlichen Arten von Schemata korrespondieren mit unterschiedlichen Störungen: So sind die Schemata von Narzissmus, Selbstunsicherheit und Zwanghaftigkeit charakteristisch unterschiedlich.

Wie deutlich wird, kann eine Störung mehrere Beziehungsmotive betreffen: Wird bei einem Beziehungsmotiv eine Störung als erste genannt, bedeutet das, dass dieses Beziehungsmotiv bei dieser Störung das *Leitmotiv* ist, die anderen Beziehungsmotive dagegen sekundär sind.

> Aufgrund der Tatsache, dass bestimmte Beziehungsmotive und Schemata für bestimmte Störungen charakteristisch sind, kann man *die Motive auch als Hilfsmittel für eine Diagnostik* nutzen: Identifiziert man bei einem Klienten ein bestimmtes Beziehungsmotiv mit den entsprechenden Schemata, ist das ein starker Hinweis auf die entsprechende Störung.

Sehr wesentlich ist es, dass ein Therapeut so früh wie möglich erste Hypothesen über relevante Schemata des Klienten bildet. Dies dient in gar keiner Weise dazu, den Klienten zu stigmatisieren. Die Hypothese ist eine »therapeutische Arbeitshypothese«, deren Sinn ausschließlich darin besteht, dem Therapeuten relevante Informationen für sein therapeutisches Handeln zur Verfügung zu stellen!

Deshalb sollte ein Therapeut auf jeden Fall solche Hypothesen bilden, prüfen, elaborieren usw. Denn tut er das nicht, schränkt er damit seine Modelle unnötig ein, was die Therapie beeinträchtigt.

Tab. 4.1: Schema-Arten auf den Beziehungsmotiven

PD	Selbst-Schema	Beziehungs-Schema	Norm-Schema	Regel-Schema
		Motiv: Anerkennung		
NAR	Ich bin (als Person) nicht ok. Ich bin wertlos. Ich habe keine positiven Eigenschaften. Ich bin nicht intelligent, leistungsfähig, erfolgreich, ausdauernd u.ä. Ich bin ein Versager. Ich kann nichts.	In Beziehungen wird man bewertet, abgewertet, abgelehnt, kritisiert. Andere sind darauf aus, mir Fehler nachzuweisen, mich niederzumachen, mich auszugrenzen.	Sei (besonders) erfolgreich/der Beste Präsentiere Dich als intelligent, leistungsfähig, ausdauernd. Leiste (besonders) viel. Vermeide Fehler, Kritik oder Abwertung. Vermeide es, als schwach, dumm, hilflos, inkompetent dazustehen.	Andere haben mich nicht zu kritisieren, abzuwerten, zu respektieren, zu loben und meine Leistung gut zu finden, andere haben mich nicht zu behindern, andere haben zu tun, was ich sage, andere müssen mir Sonderrechte zubilligen.

Tab. 4.1: Schema-Arten auf den Beziehungsmotiven – Fortsetzung

PD	Selbst-Schema	Beziehungs-Schema	Norm-Schema	Regel-Schema
SU	Ich bin nicht attraktiv. Ich bin nicht männlich/nicht weiblich (genug). Ich habe keine anziehenden Eigenschaften. Ich bin ein Langweiler. Ich kann keinen Smalltalk. Ich weiß mich nicht sicher zu benehmen.	In Beziehungen wird man (stark) bewertet. Bewertet wird vor allem Aussehen. Man muss attraktiv sein, um von anderen bemerkt oder gemocht zu werden. Nur Leute, die gut aussehen, haben Beziehungen.	Vermeide Abwertung. Vermeide Ablehnung. Gehe in Beziehungen keine Risiken ein. Handle erst, wenn Du sicher bist, dass Du gut ankommst. Versuche immer, Dich möglichst gut darzustellen. Blamiere Dich auf keinen Fall.	Andere sollten mir Signale geben, dass sie Kontakt wollen. Andere sollten die Initiative übernehmen.
ZWA	Ich bin (so wie ich bin) nicht ok. Ich erfülle Erwartungen anderer nicht. ich bin nicht moralisch (genug). Ich bin für andere schädigend. Ich beeinträchtige Interaktionspartner.	Andere bewerten mich. Andere werten mich stark ab. Ich werde als unmoralisch, nicht ausreichend bewertet.	Tu nie etwas Falsches. Mach alles richtig. Sei moralisch. Erfülle alle Normen. Schädige niemals Interaktionspartner. Übernimm Verantwortung.	Ich bestimme, wie andere zu leben haben. Ich darf andere kontrollieren und bewerten. Man hat zu tun, was ich sage. Ich darf andere für ihr Fehlverhalten bestrafen.
		Motiv: Wichtigkeit		
HIS NAR	Ich bin (anderen) nicht wichtig. Ich spiele im Leben anderer keine Rolle. Ich habe anderen nichts zu bieten. Ich bin anderen egal.	In Beziehungen wird man nicht ernst genommen, nicht wahrgenommen, nicht respektiert, ignoriert, gehört man nicht dazu, erhält man keine Aufmerksamkeit.	Mach Dich wichtig. Tu viel dafür, gesehen, gehört, respektiert zu werden. Sei die Wichtigste. Lass es nicht zu, ignoriert u. a. zu werden.	Andere müssen mich ernst nehmen, mich wahrnehmen, mich respektieren, mir Aufmerksamkeit geben, mir zeigen, dass ich das Wichtigste bin. Andere haben für mich da zu sein (immer und überall).
		Motiv: Verlässlichkeit		
DEP	Ich bin es nicht wert, dass andere bei mir bleiben.	Beziehungen sind nicht verlässlich.	Mache Beziehungen verlässlich.	Ich wünsche mir, dass Beziehungen 100 % verlässlich sind.

4.2 Analyse nach der Schema-Matrix

Tab. 4.1: Schema-Arten auf den Beziehungsmotiven – Fortsetzung

PD	Selbst-Schema	Beziehungs-Schema	Norm-Schema	Regel-Schema
	Ich habe keine Eigenschaften, die andere an mich binden. Ich habe Eigenschaften, die andere wegtreiben. Wenn ich Probleme mache, bedrohe ich die Beziehung. Ich bin allein nicht lebensfähig. Ich habe Eigenschaften, die Partner aus der Beziehung treiben.	In Beziehungen kann man jederzeit (ohne Warnung) verlassen werden. Beziehungen sind nicht belastbar. Alle Konflikte und Schwierigkeiten belasten die Beziehung.	Tu alles, um die Beziehung nicht zu bedrohen. Vermeide es unbedingt, die Beziehung zu belasten, den Partner zu verärgern, Konflikte zu erzeugen. Passe Dich an. Unterwerfe Dich. Mache alles, was der Partner will. Mach Dich unentbehrlich.	Ich möchte, dass andere völlig treu sind. Wenn ich verlässlich bin, ist der Partner es auch. Wenn der Partner nicht treu ist, erschüttert mich das zutiefst.
		Motiv: Solidarität		
DEP	Ich bin es nicht wert, dass man an meiner Seite ist und mich schätzt. Ich bin keine Person, für die man sich einsetzt.	Beziehungen sind nicht solidarisch. Ich werde bei Problemen im Stich gelassen. Wenn ich Hilfe brauche, bekomme ich keine. Keiner ist an meiner Seite. Keiner kümmert sich um mich.	Mache Beziehungen solidarisch. Tu viel für andere, sei selbst solidarisch. Verlass Dich im Wesentlichen auf Dich selbst. Sei unabhängig und stark. Vermeide es, auf andere angewiesen zu sein.	Andere haben 100 % für mich da zu sein. Mir stehen Unterstützung und Hilfe zu. Wenn es mir schlecht geht, habe ich ein Recht auf Hilfe.
SCH	Ich habe keine positiven Eigenschaften, die andere veranlassen, für mich da zu sein. Ich kann niemanden dazu veranlassen, auf meiner Seite zu sein. Ich stoße andere ab.	Keiner ist für mich da. Keiner unterstützt mich. Keiner ist auf meiner Seite. Man kann sich nie auf andere verlassen. Ich bin völlig auf mich allein gestellt. Beziehungen bringen nichts. Beziehungen sind eher bedrohlich.	Mach Dich völlig unabhängig. Sei nie auf andere angewiesen. Behalte immer Deine Autonomie! Lass Dich nicht auf Beziehungen ein. Vertraue niemandem. Halte Distanz.	Man soll mich in Ruhe lassen. Man soll Distanz halten. Man soll mich nicht kontrollieren oder bevormunden.

Tab. 4.1: Schema-Arten auf den Beziehungsmotiven – Fortsetzung

PD	Selbst-Schema	Beziehungs-Schema	Norm-Schema	Regel-Schema
		Motiv: Autonomie		
ZWA PAR	Ich kann mich nicht (wirksam) wehren. Ich kann nicht über mich selbst bestimmen. Ich kann meine Meinung nicht vertreten, meine Position nicht durchsetzen. Ich trete nicht selbstbewusst und energisch genug auf.	Andere kontrollieren, bevormunden mich. Andere bestimmen über mich, »reden mir rein«. Andere schränken mich ein. Andere lassen mir keine Freiheiten.	Schütze Deine Autonomie. Halte andere aus Deinem Leben raus. Lass Dir nichts vorschreiben. Lass niemanden über Dich bestimmen. Wehre den Anfängen. Lass Kontrolle von Anfang an nicht zu.	Andere haben meine Autonomie zu respektieren. Andere haben meine Entscheidungen zu respektieren. Andere haben sich nicht einzumischen. Andere haben keinerlei Kontrolle über mich auszuüben.
		Motiv: Grenzen		
PAS PAR	Ich kann meine Grenzen nicht schützen. Ich verfüge nicht über die Stärke/Kompetenz, meine Grenzen (effektiv) zu schützen.	Andere respektieren meine Grenzen nicht. Andere überschreiten meine Grenzen (unabsichtlich oder absichtlich). Andere dringen auf mein Territorium ein. Dabei richten sie Schaden an oder verwenden Informationen gegen mich.	Schütze Deine Grenzen! Lass keine (noch so geringe) Grenzverletzung zu! Halte andere auf Distanz! Lass andere nicht nah an Dich ran!	Andere haben meine Grenzen zu respektieren, nicht zu überschreiten, nicht einmal zu bedrohen. Niemand darf meine Grenzen ohne Erlaubnis überschreiten (oder sich ihnen auch nur nähern). Andere haben meine Erlaubnis explizit einzuholen. Andere haben Distanz zu halten.

4.3 Analyse von Images und Appellen

Da Klienten, vor allem in der ersten Phase der Therapie, dazu neigen, Therapeuten in sehr hohem Maße Images und Appelle zu senden, ist es für den Therapeuten unerlässlich zu lernen, diese möglichst schnell zu erkennen: Denn damit lernt er etwas über das strategische Handeln von Klienten mit Interaktionspartnern, aber er kann auch erkennen, was der Klient gerade mit ihm macht!

4.3 Analyse von Images und Appellen

Es gibt jedoch noch einen anderen wesentlichen Grund dafür, Images und Appelle als solche zu erkennen. Ein Klient gibt dem Therapeuten zu Therapiebeginn Informationen über sich. Dies kann einerseits eine valide Information über Probleme, Gedanken, Handlungen usw. sein, aus denen ein Therapeut Schlüsse auf die Art des Problems, auf Schemata, Kosten usw. ziehen kann; diese Information hilft ihm, den Klienten und seine Probleme zu verstehen.

Da der PD-Klient jedoch misstrauisch ist, hat er eine (starke) Tendenz, dem Therapeuten *keine* valide Information zu geben (das ändert sich erst mit wachsendem Beziehungskredit): Der Klient will den Therapeuten daher »nicht in seine Karten gucken lassen«. Andererseits will der Klient aber gut dastehen, seine negativen Annahmen auch in seinem Handeln kompensieren. Daher ist es extrem wahrscheinlich, dass ein Klient zu Therapiebeginn in hohem Maße Images sendet.

Die Images sind aber Informationen darüber, wie der Klient *gesehen* werden will, keine validen Informationen darüber, wie der Klient wirklich ist!

Natürlich kann ein Therapeut auch daraus wichtige Schlüsse ziehen, aber nur dann, wenn er die *Images als Images erkennt*. Vor allem darf er die Images nie für valide Informationen halten. Denn ansonsten entwickelt er Annahmen über den Klienten, die schlicht und ergreifend nicht stimmen! Das heißt: Ein Therapeut darf nicht »auf Images hereinfallen«.

Dies bedeutet nicht, dass ein Klient »lügt«: Der Klient hat, wie bereits beschrieben, sehr gute und nachvollziehbare Gründe für sein Handeln und dass er so handelt, ist ein Teil seines Problems, also ist es ok.

Nur: Der Therapeut muss trotzdem erkennen, was Images sind und was valide Informationen, also Informationen, die er »direkt« in sein Fallkonzept eintragen kann. Denn tut er das nicht, zieht er völlig falsche Schlüsse, bildet falsche Modelle, entwickelt falsche Interventionen und therapeutische Strategien, d. h. er »versemmelt« die gesamte Therapie.

Er sollte dringend das manipulative Handeln des Klienten im Therapieprozess durchschauen, verhindern, dass er falsche Schlüsse zieht oder dass er in solche Manipulationen »verwickelt« wird und entscheiden, was er therapeutisch damit machen will.

Hier sollen deshalb einige Strategien dargestellt werden, mit deren Hilfe Therapeuten Images und Appelle schnell erkennen und analysieren können (vgl. Sachse & Wahlburg, 2017a, 2017b).

Exkurs: Empathisches vs. konzeptuelles Verstehen

An dieser Stelle ist es sinnvoll, einen kurzen Exkurs zu machen und auf einen grundlegenden Unterschied im therapeutischen Verstehen (und damit in der therapeutischen Informationsverarbeitung) hinzuweisen.

4 Modellbildung durch den Therapeuten

> Es handelt sich um den Unterschied zwischen empathischem und konzeptuellem Verstehen.
>
> *Empathisches Verstehen* bedeutet, dass ein Therapeut versucht zu verstehen, was im Klienten intern abläuft: Wie er denkt, wie er sich selbst sieht, was er glaubt, wie er schlussfolgert usw.
>
> Empathisch zu verstehen heißt, zu rekonstruieren, wie das »innere Bezugssystem« eines Klienten aus der Sicht eines Therapeuten aussieht.

Eine solche empathische Perspektive einzunehmen bedeutet für einen Therapeuten, bestimmte Aspekte des Klienten zu verstehen und wenn der Therapeut dem Klienten das so Verstandene mitteilt, ist dies auch ein wesentlicher Aspekt einer allgemeinen Beziehungsgestaltung (s. u.). Empathisches Verstehen ist damit für einen therapeutischen Verstehensprozess von großer Bedeutung.

Ein Therapeut kann und sollte aber nicht nur empathisch Verstehen: Denn empathisch zu verstehen bedeutet auch, die Schemata, das Handeln usw. des Klienten *nicht* mit Standards zu vergleichen. Und damit kann ein Therapeut auch nicht erkennen, welche Aspekte davon problematisch sind, welche Aspekte welche Kosten erzeugen usw.

Bleibt ein Therapeut nur im empathischen Modus, dann kann er auch Images nicht als Images erkennen und nicht von validen Informationen unterscheiden.

> Um dies zu können, muss ein Therapeut auch ein *konzeptuelles Verstehen* realisieren und er muss in ein konzeptuelles Verstehen *umschalten* können. Dabei bezieht er andere Informationsquellen mit ein, vergleicht die Information des Klienten mit diesen Informationen, zieht Schlüsse usw. Der Therapeut macht dabei z. B. Folgendes:
>
> - Er vergleicht die vom Klienten gegebene Information X und Y und stellt Widersprüche fest.
> - Er vergleicht die Information mit psychologischem Wissen und stellt Übereinstimmungen oder Abweichungen fest.
> - Er versucht, aus den Informationen ein »Funktionsmodell« zu entwickeln, also ein Modell, das beschreibt, wie der Klient bzw. wie ein Problem funktioniert.
>
> Der Therapeut denkt also nicht wie im empathischen Modus »mit« dem Klienten, sondern er denkt »über den Klienten nach«.

So kann er z. B. eine Aussage des Klienten wie »Ich habe kein Problem zu verlieren.« mit seinem Wissen vergleichen: Wenn er bereits weiß, dass der Klient narzisstisch ist, dann weiß er, dass solche Klienten große Probleme haben (selbst bei harmlosen Spielen) zu verlieren. Daher entwickelt er die Hypothese, dass die Aussage nicht valide, sondern ein Image ist.

Wenn eine Klientin sagt: »Ich tue das alles gerne für meinen Mann.«, jedoch deutlich wird, dass sie nichts mehr für sich tut, gar nicht mehr darüber nachdenkt, was sie eigentlich will usw., dann entwickelt der Therapeut die Hypothese, dass dies sowohl ein Image, als auch eine Selbsttäuschung ist.

Da Klienten mit PD aber in extrem hohem Maße den Therapeuten zu Beginn der Therapie keine validen Informationen, sondern extrem viele Images liefern, wäre ein Therapeut mit einem rein empathischen Modus »völlig aufgeschmissen«: Er käme zu völlig falschen Schlüssen und Annahmen, würde das Problem komplett missverstehen, könnte keine wirksamen Interventionen entwickeln usw.

Daher reicht, gerade bei Klienten mit PD, ein empathischer Verstehensmodus nie aus: Ein Therapeut muss vielmehr in der Lage sein, flexibel zwischen dem empathischen und dem konzeptuellen Modus *umzuschalten*!

In jedem Modus erhält er spezifische Arten von Informationen, die er zu einem Modell integrieren muss. Um das zu können, braucht er ein gutes Wissen über PD!

4.3.1 Vorgehen bei der Analyse von Images und Appellen

Aus diesen Gründen ist es von großer Bedeutung, sich der Frage zuzuwenden, wie man Images und Appelle erkennen und rekonstruieren kann.

Da Images und Appelle zu einem großen Teil nicht explizit über die Texte der Botschaft gesendet werden, kann man zu ihrer Analyse auch nicht nur Texte betrachten; vielmehr ist es nötig, das *Gesamtverhalten* der Person zu beachten. Da dieses jedoch sehr komplex ist, kann man es nicht mit einer sequentiell-analytischen Vorgehensweise in den Griff bekommen, sondern man muss sich dem Problem von einem intuitiv-holistischen Modus aus nähern. Um Images und Appelle wahrzunehmen und zu rekonstruieren, muss man »den Klienten auf sich wirken lassen«: Auf sich wirken lassen, was der Klient sagt, aber auch, *wie* er es sagt, wie er sitzt, wie er Blickkontakt aufnimmt oder vermeidet, welche Mimik er zeigt, wie er sich kleidet; insgesamt: Wie er wirkt.

Ein intuitiv-holistischer Modus bedeutet, dass man sich Leitfragen stellt, Informationen »auf sich wirken lässt« und »Antworten spontan entstehen lässt«: Dadurch kann man viele Informationsquellen parallel verarbeiten. Das Vorgehen erfordert allerdings Übung.

Auf der anderen Seite braucht man aber Such-Heuristiken, die angeben, *was* man sucht, wonach man sucht. Denn der Eindruck des Klienten enthält natürlich sehr viele Informationen, die nichts mit Images und Appellen zu tun haben. Diese irrelevante Information sollte man natürlich *nicht* verarbeiten. Deshalb sollte man den Klienten auf sich wirken lassen und sich gleichzeitig einige *Leitfragen* stellen; diese Fragen stellt man dann sozusagen »in den kognitiven Raum«, während man den Klienten auf sich wirken lässt.

Dazu lässt man als Therapeut entweder die reale Interaktion des Klienten eine Zeit lang auf sich wirken (während man versucht, nicht zu stark auf den verbalen Text zu achten und auch nicht zu intervenieren) oder, was noch besser ist, man hört sich eine Bandaufzeichnung oder eine Videoaufzeichnung des Klienten an und lässt den Klienten dann, mit den Leitfragen im Kopf, auf sich wirken.

> Die Leitfragen, die man sich im Hinblick auf Images stellen sollte, lauten:
>
> - Was möchte der Klient, dass ich als Therapeut (nicht) von ihm denke, über ihn glaube, von ihm weiß?
> - Wie möchte der Klient von mir als Therapeut (nicht) gesehen werden?
> - Welches Bild möchte der Klient in mir als Therapeut (nicht) erzeugen?
>
> Die Leitfragen, die man sich im Hinblick auf Appelle stellen sollte, sind:
>
> - Was möchte der Klient, was ich als Therapeut (nicht) tue?
> - Über welches Verhalten von mir würde sich der Klient (nicht) freuen, welches Verhalten würde der Klient (nicht) zu schätzen wissen?
> - Auf welches Verhalten von mir würde der Klient speziell verärgert, gekränkt, beleidigt reagieren?

Mit diesen Leitfragen im Kopf lässt man den Klienten nun ca. 10 Minuten auf sich wirken. Immer dann, wenn man eine Leitfrage zu Images beantworten kann, schreibt man dieses *kurz* als »ich bin«-Aussage auf, z. B.:

- Ich bin hilflos.
- Ich bin toll.
- Ich bin etwas Besonderes.
- Ich bin arm dran. usw.

Sobald man eine Leitfrage der Appell-Fragen beantworten kann, notiert man diese Antwort kurz als Imperativ, z. B.:

- Tröste mich!
- Sei für mich da!
- Rette mich!
- Nimm mich ernst!
- Bestätige mich!
- Solidarisiere Dich mit mir!
- Stell mich nicht in Frage!
- Kritisiere mich nicht! usw.

Damit erhält man eine Liste von Images und Appellen durcheinander; treten Images und Appelle mehrfach auf, was sie wichtigmacht, führt man hinter der jeweiligen Aufzeichnung eine Strichliste.

Hat man die Images und Appelle aufgezeichnet, dann muss man diese daraufhin analysieren, wie man sich diesen gegenüber verhalten kann. Die entscheidende Frage ist die, ob man sich gegenüber dem Image oder Appell *komplementär* verhalten kann: Dabei stellt man ein Image nicht in Frage oder macht sogar deutlich, dass man den Klienten auch so sieht; bei Appellen tut man als Therapeut das, was der Klient möchte bzw. das nicht, was der Klient nicht möchte.

Zu den Images und Appellen gibt es im Hinblick auf Komplementarität drei Verhaltensvarianten:

1. *Komplementarität*: Bestimmte Images und Appelle sind therapeutisch harmlos oder neutral; zu diesen kann man sich dann ohne Weiteres komplementär verhalten und, da der Klient dies offensichtlich auch möchte, *sollte* man sich dazu sogar komplementär verhalten, da man auf diese Weise Beziehungskredit schaffen kann. Beispiele dafür sind: »Ich bin bemüht.«, »Nimm mich ernst.«, »Gib mir Aufmerksamkeit.«, »Gib mir Anerkennung.«.
2. *Eingeschränkte Komplementarität*: Es gibt Images und Appelle, zu denen man sich schon nicht mehr ohne Weiteres komplementär verhalten kann, sondern auf die man besser mit einer Ja-aber-Strategie reagieren sollte, um dem Klienten deutlich zu machen, dass die Komplementarität Grenzen hat oder nur unter bestimmten Bedingungen möglich ist. Ein typischer Appell dieser Art ist »Hilf mir.«. Natürlich kann der Therapeut helfen, aber der Klient könnte eine Bestätigung leicht so auffassen, dass der Therapeut nun die gesamte Verantwortung für den Therapieprozess übernimmt. Um diese Interpretation zu verhindern, muss der Therapeut hier eine Ja-aber-Strategie anwenden: »*Ja*, ich kann Ihnen helfen, es ist *aber* erforderlich, dass Sie in der Therapie aktiv mitarbeiten.« Nimmt man diese Kategorie an, dann muss man als Therapeut die Einschränkung definieren. Oft ist das die Phase der Therapie (in Phase 1: ja; in Phase 2: nein).
3. *Keine Komplementarität*: Es gibt Appelle und Images, auf die ein Therapeut auf keinen Fall komplementär reagieren sollte, z. B. wenn ein Klient das Image aufmacht: »Ich bin kooperativ und mache alles mit.«, dies aber im Therapieprozess eindeutig nicht stimmt. In diesem Fall muss der Therapeut den Klienten mit seinem gegenteiligen Eindruck konfrontieren. Auf den Appell »Solidarisieren Sie sich mit mir gegen X.« kann der Therapeut auf gar keinen Fall eingehen: Der Therapeut sollte hier bedenken, dass Klienten solche Appelle (wie auch Images) schon dann als durch den Therapeuten bestätigt ansehen, wenn der Therapeut diese gar nicht kommentiert. Daher kann der Therapeut solche Appelle *oft auch nicht unkommentiert lassen* (denn das hätte u.U. schon fatale Wirkungen). Oft muss der Therapeut sich deutlich abgrenzen, dem Klienten die Regeln der Therapie erläutern, konfrontieren o. ä.

4.3.2 Manipulative Strategien

Personen, so muss man annehmen, senden in aller Regel keine isolierten Images und Appelle; Personen verfolgen vielmehr komplexe interaktionelle Ziele auf komplexe Weise. Deshalb entwickeln sie Strategien. Strategien sind Serien aufeinander folgender und sinnvoll-zielführend aufeinander bezogener Images und Appelle, die über mehrere Schritte oder »Züge« eines oder mehrere interaktionelle Ziele erreichen sollen.

Solche komplexen Strategien werden auch als *Spiele* oder *Interaktionsspiele* bezeichnet. Interaktionsspiele sind somit komplexe Strategien, die einer inneren Logik gehorchen und die von Personen realisiert werden, um Interaktionspartnern gegenüber interaktionelle Ziele auf der Spielebene zu erreichen.

4 Modellbildung durch den Therapeuten

> Solche Interaktionsspiele gut zu kennen, ist für Therapeuten von großem Vorteil: Denn das Wissen über solche Spiele kann ein Therapeut im Therapieprozess als Heuristik einsetzen, als ein Such- und Analyse-Modell, als eine Art von Folie, mit der er das tatsächliche Handeln von Klienten vergleichen kann. Dadurch wird er schnell auf mögliche, laufende Spiele aufmerksam und entwickelt recht schnell Hypothesen.

Wie anderen Interaktionspartnern gegenüber auch, verwenden Klienten mit PD Therapeuten gegenüber manipulative Strategien, und zwar von Anfang der Interaktion an (s. u.: »Manipulation beginnt mit dem Handgeben«).

Deshalb sollten Therapeuten nicht nur einzelne Images und Appelle erkennen und verstehen, sondern sie sollten auch in der Lage sein, komplexere Strategien zu rekonstruieren.

Man kann sehr viele ausgefeilte interaktionelle Spiele unterscheiden: Alle zu behandeln würde den Rahmen des Buches sprengen. Im Detail siehe dazu Sachse (2014b). Vielmehr sollen hier einige besonders häufig vorkommende Strategien exemplarisch dargestellt werden.

Mords-Molly

»Mords-Molly« (bedeutet: eine Super-Person, toll, einzigartig u.ä.) ist ein Angeber-Spiel: Die Person will, dass andere sie für besonders erfolgreich, leistungsfähig, gebildet, intelligent, ausdauernd, zäh u. a. halten. Sie sollen der Person Anerkennung geben, sie bewundern, sie toll finden, aber nicht kritisieren u.ä.

Man kann das Spiel eher dezent spielen oder aber »auf die Kacke hauen« und sehr krass angeben.

Dramatik

Dramatik bedeutet, dass man alles, was man tut, »inszeniert«: Man tut es nicht einfach, man »stellt es dar«, dramatisiert es: Alles ist eine Bühne, man will immer volle Aufmerksamkeit und will immer gesehen und gehört werden.

Im Wesentlichen stellt man sich selbst dar, dabei ist es unerheblich, mit welchen Inhalten: Man kann spannende Geschichten erzählen, auch unwesentliche Inhalte so darstellen, als wären sie außergewöhnlich; man macht viele Gesten, viel Mimik, man ist auffällig gekleidet, wirkt sexy u. a.

Was man will, ist uneingeschränkte Aufmerksamkeit: Man will immer und bei allen im Mittelpunkt stehen (»call me number one«).

»Armes Schwein«

Das Image »Armes Schwein« beinhaltet, dass der Klient sich als besonders problembeladen, hilflos und gebeutelt darstellt. Es kann verschiedene Komponenten umfassen:

- Der Klient ist besonders arm dran: Er hat besonders schwerwiegende Probleme, leidet mehr darunter als andere, hat besonders langandauernde Probleme usw.
- Er ist selbst hilflos: Alle bisherigen Lösungsversuche sind gescheitert, u.U. auch schon Therapien; der Klient weiß keinen Rat mehr, er »hat schon alles probiert, aber nichts hat geholfen«.
- Lösungsversuche verschlimmern eher den Zustand: Bisherige Versuche, das Problem zu lösen, haben Katastrophen ausgelöst; daher ist es besser, jetzt gar nichts mehr zu tun.
- Er braucht dringend Hilfe von anderen, denn »es muss etwas geschehen«; aber andererseits kann er selbst nichts tun.

»Opfer der Umstände«

Das Spiel »Opfer der Umstände« zielt darauf, Verantwortung abzugeben. Der Klient macht deutlich, dass er für seine augenblicklichen Probleme, sein Handeln, seine »Persönlichkeit« nichts kann. Dass er so geworden ist oder dass der Zustand heute so ist, liegt an einer Kette unglücklicher Umstände. Es liegt an seiner miserablen Biographie (und diese haben die Eltern zu verantworten) oder es liegt an der »Gesellschaft« usw.

Der Klient hatte, so macht er deutlich, nie eine wirkliche Wahl, hat nie eigene Entscheidungen treffen können, alles war zwangsläufig. Er selbst ist das Opfer, das Opfer seiner Eltern, der Zeit, der Konjunktur o. ä. Heute ist er nun in einer Situation, die (ohne sein Verschulden) völlig verfahren ist: Er kann nichts mehr tun, »der Zug ist abgefahren«.

Der Klient macht deutlich,

- dass diese Umstände sein Leben bestimmen,
- dass er für diese Umstände nichts kann,
- dass er diesen Umständen ausgeliefert ist und sie nicht beeinflussen kann,
- dass diese Umstände seine Probleme *zwangsläufig* bedingen,
- dass er selbst keine Wahl und keine Kontrolle hatte,
- dass er auch jetzt keine Kontrolle hat.

Der Sinn der Strategie liegt im Wesentlichen in einer Exkulpierung: Der Therapeut soll diese Konstruktion bestätigen und den Klienten damit von jeder Verantwortung freisprechen.

»Opfer anderer Personen«

Das Spiel »Opfer anderer Personen« funktioniert prinzipiell ähnlich wie das Spiel »Opfer der Umstände«. Nur macht der Klient nun für seinen Zustand, sein Verhalten, seine Probleme usw. nicht anonyme »Umstände« verantwortlich, sondern Personen: Diese haben ihn behindert, benachteiligt, geschädigt usw. Es sind nun ganz konkrete Personen, die ganz konkret negativ in sein Leben eingegriffen haben (und so kann ein Klient »Eltern« einmal eher im Sinne unspezifischer »Umstände« ansprechen und einmal eher als konkrete Personen benennen, z. B.: »Mein Vater hat verhindert, dass ich eine bessere Schule besucht habe.«).

Der Sinn des Spiels ist prinzipiell der gleiche wie bei »Umständen«: Der Klient macht deutlich, dass er nichts für seine Probleme kann, keine Wahl hatte usw.

Das Spiel »Opfer anderer Personen« hat zwei Varianten: »Schicksal« und »Intentionale Schädigung« (also die Annahme, von Interaktionspartnern absichtlich geschädigt zu werden).

In der Variante »*Schicksal*« stellt der Klient die Sachlage so dar, dass andere Personen ihn zwar beeinträchtigt haben, dass sie das aber nicht mit Absicht getan haben. Die Beeinträchtigung ist zufällig erfolgt, die anderen wollten das gar nicht, können selbst nichts dafür o. ä. Es geht dem Klienten hier somit nur darum, die Problemursache und damit die Verantwortung an andere zu delegieren: Das Ziel des Spiels ist Exkulpierung.

»Immer ich!«

Das Spiel »Immer ich« ist eine Kombination von »Armes Schwein«, Opfer und (manchmal) Märtyrer. Der Klient macht deutlich, dass er sich vom Leben betrogen und beeinträchtigt fühlt. An dieser Beeinträchtigung sind sowohl andere Personen als auch Umstände beteiligt. Die Ursache dafür liegt nach Sicht des Klienten weniger in der bösartigen Intention anderer, sondern eher im »Schicksal«: Der Klient hat einen magischen Schicksalsglauben, dass immer er betroffen ist. Immer geht ihm etwas schief. Wenn eine Panne passiert, dann passiert sie ihm; wenn einer erwischt wird, dann wird er erwischt; wenn jemand bei der Beförderung übergangen wird, dann er usw.

Der Klient ist wegen dieser konsequenten Benachteiligung stark frustriert und geladen. Er reagiert auf alles, was nach einer neuerlichen Beeinträchtigung aussieht, aggressiv.

»Moses«

Das Spiel »Moses« beinhaltet die Annahme der Person, dass sie über die wahren und einzig gültigen Normen und Regeln verfügt und dass sie davon ausgeht, dass diese Normen und Regeln von allen lebenden Menschen befolgt werden sollten. Die Person ist somit die »Verkünderin der wahren Lehre«.

Klienten, die dieses Spiel spielen (meist Klienten mit zwanghafter Persönlichkeitsstörung), sind völlig davon überzeugt, dass »man bestimmte Dinge in ganz bestimmter Weise tun sollte«, z. B. auf Details achten; gründlich sein; genau sein; hohe Standards verfolgen usw.

Sie sind auch davon überzeugt, dass man bestimmte Dinge gar nicht tun sollte, z. B. ungenau sein; »fünfe gerade sein lassen«; großzügig sein u. ä.

Die Person ist davon überzeugt, dass man das Leben nach festen Regeln und Normen ausrichten sollte, dass man sich an diese Normen unbedingt zu halten hat und dass sie sich natürlich völlig an diese Normen hält. Diese Personen empfinden auch in der Regel Normen wichtiger als Beziehungen: Verstößt ein Interaktionspartner gegen diese Normen, wird eher die Beziehung zu ihm abgebrochen, als dass die Norm in ihrer Gültigkeit relativiert wird.

Das Entscheidende ist hier, dass die Person die Normen aber eben nicht nur für sich persönlich als verbindlich ansieht (und andere damit in Ruhe lässt). Sie geht davon aus, dass alle anderen diesen Normen auch folgen sollten (und dass die Welt dann in Ordnung wäre). Dadurch ist die Person hochgradig missionarisch und intrusiv: Sie verlangt von anderen, dass sie so handeln, wie sie selbst und fühlt sich berechtigt, andere Personen, die nicht den gleichen Normen folgen, moralisch abzuwerten. Damit wertet sie sich gleichzeitig moralisch auf: Sie befolgt die Normen weitaus besser als alle anderen (was vermutlich auch der Fall ist) und ist deshalb moralisch weitaus hochwertiger als alle anderen (was klar an Hybris grenzt). Sie sieht deshalb auch keine Veranlassung, ihre Normen und Regeln in Frage zu stellen, selbst wenn sie interaktionell dadurch in Schwierigkeiten gerät.

Übersicht über Spiele und deren Images und Appelle

Therapeuten sollten systematisch versuchen, die vom Klienten kommenden Images und Appelle zu erkennen, zu identifizieren und zu formulieren, damit sie erkennen können, wie ein Klient manipuliert.

Sie sollten auch versuchen, die Images und Appelle einzelnen Interaktionsspielen zuzuordnen. Dabei nutzen sie am besten ein Analyse-Formular wie das in der Tabelle dargestellte (▶ Tab. 4.2).

Tab. 4.2: Analyse-Formular für Images und Appelle

Strategie	Images	Appelle
Mords-Molly	Ich bin toll, einzigartig. Ich bin besonders (intelligent, erfolgreich, ausdauernd, zäh usw.). Ich kann/weiß/tue Dinge, die sonst niemand kann oder die sich niemand traut. Mir kann keiner das Wasser reichen.	Bewundere mich. Finde mich toll. Gib mir viel Anerkennung. Lobe mich. Kritisiere mich nicht. Gib mir Respekt. Gib mir Sonderrechte. Konkurriere nicht mit mir.
Dramatik	Ich bin eine Person, die besondere Aufmerksamkeit verdient. Ich bin der Mittelpunkt der Welt. Ohne mich geht gar nichts. Ich bin für alle sehr wichtig. Ich bin ein Gottesgeschenk. Ich bin eine Bereicherung.	Gib mir uneingeschränkte Aufmerksamkeit. Nimm mich wichtig. Gib mir das Gefühl, dass Du mich brauchst. Ignoriere mich auf gar keinen Fall. Wage es nicht, mich nicht ernst zu nehmen.

Tab. 4.2: Analyse-Formular für Images und Appelle – Fortsetzung

Strategie	Images	Appelle
Armes Schwein	Es geht mir (sehr) schlecht. Ich kann nichts dafür. Ich kann nichts dagegen tun. (Wenn ich etwas tue, wird es nur schlimmer.) Ich brauche dringend Unterstützung, Hilfe, Entlastung. Ich brauche jemanden, der sich kümmert.	Kümmere Dich um mich. Gib mir Hilfe, Unterstützung, Entlastung. Befreie mich von Aufgaben. Bedauere mich. Entlaste mich. Sieh, wie schlecht es mir geht. Belaste mich nicht noch zusätzlich.
Opfer der Umstände anderer Personen	Ich kann nichts für meine Probleme. Die Probleme liegen an »Umständen«, anderen Personen u. ä. Ich kann nichts dagegen tun, bin allem ausgeliefert. Ich bemühe mich, aber es klappt nicht. Ich brauche Unterstützung und Hilfe. Die Welt ist ungerecht.	Mach mich nicht verantwortlich. Exkulpiere mich. Mach mir keine Vorwürfe. Zeige Verständnis. Hilf mir. Tu etwas, um die Ungerechtigkeit zu kompensieren. Verlange nichts von mir. Sei mit mir solidarisch (gegen andere).
Immer ich	Ich werde (besonders) benachteiligt. Von anderen Menschen/dem Schicksal werde ich schlecht behandelt/gestraft/ignoriert. Das ist ungerecht/gemein. Ich kann nichts dagegen tun.	Nimm wahr, wie schlecht ich behandelt werde. Behandle Du mich nicht auch schlecht. Verlange nichts von mir. Tu etwas, um mich zu trösten, aufzubauen. Kompensiere die Ungerechtigkeit. Sei mit mir solidarisch.
Moses	Ich weiß Bescheid. Ich weiß alles besser als andere. Ich bin moralischer als andere. Wenn alle so wären wie ich, wäre die Welt besser. Andere sollten mir folgen/auf mich hören. Ich zeige allen den richtigen Weg.	Folge mir. Tu, was ich Dir sage. Anerkenne meine Autorität. Stell mich nicht in Frage. Folge meinen Regeln.

4.4 Hinweise zur Diagnose von Nähe- und Distanzstörungen

Man kann PD wie ausgeführt in zwei Gruppen einteilen: Nähe- und Distanz-Störungen.

Nähe-Störungen (narzisstisch, histrionisch, dependent und selbstunsicher) sind dadurch gekennzeichnet, dass Klienten eine Beziehung wollen, sich auf Kontakte einlassen, auf Interaktionen reagieren usw.; sie sind trotzdem einem Interaktionspartner gegenüber leicht misstrauisch.

Klienten mit Nähe-Störungen sind aber sozial reagibel: Sie antworten auf Fragen, zeigen durch Mimik und Gestik, dass sie an einem Gespräch beteiligt sind. Sie reagieren meist freundlich, wenn der Interaktionspartner freundlich ist, lachen bei einem Scherz, wirken eher offen und kommunikativ.

Eine *Distanz-Störung* (passiv-aggressiv, schizoid, paranoid und zwanghaft) zeichnet sich dadurch aus, dass Klienten Kontakte vermeiden, nur schwer Beziehungen aufnehmen, hoch misstrauisch sind und nur wenig auf soziale Signale reagieren.

Klienten mit Distanz-Störungen sind wenig bis sehr wenig reagibel: Sie antworten einsilbig auf Fragen (Therapeut: »Haben Sie einen Parkplatz gefunden?«; Klient: »Ja.«), zeigen im Gespräch wenig Gestik und Mimik, wirken distanziert, unbeteiligt, manchmal machen sie einen »arroganten« Eindruck. Sie reagieren kaum auf Freundlichkeit oder auf Scherze.

Ein solches Interaktionsverhalten führt bei Interaktionspartnern oft zu (starker) Verunsicherung, wodurch diese schnell »auf Distanz gehen«.

Diesen Unterschied in der Therapie sehr schnell zu erkennen, ist äußerst wichtig, denn der Therapeut muss sich auf Nähe-Klienten ganz anders einstellen als auf Distanz-Klienten.

Bei Nähe-Störungen kann ein Therapeut eine komplementäre Beziehungsgestaltung realisieren und darauf achten, dass er dysfunktionale Schemata möglichst wenig triggert.

Interaktionell sind Distanz-Klienten deutlich schwieriger als Nähe-Klienten. Bei Distanz-Störungen sollte ein Therapeut *auf keinen Fall selbst auf Distanz gehen*: Er sollte dem Klienten zeigen, dass er zugewandt bleibt, sich um den Klienten bemüht, empathisch ist usw.

Manchmal müssen Therapeuten hier ihrer eigenen Tendenz zum Rückzug bewusst entgegenwirken und versuchen, sich »normal« zu verhalten. Bei Distanz-Störungen muss ein Therapeut mit Interventionen sehr viel vorsichtiger vorgehen: Er muss vorsichtiger fragen, mehr erläutern, damit rechnen, dass der Beziehungsaufbau länger dauert u. a.

Wesentlich ist hier hohe *Transparenz*: Ein Therapeut muss oft erläutern, was er mit einer Frage meint, was er mit einer Intervention will und was nicht, dass es dem Klienten frei steht zu antworten u.ä.

Die Tabelle zeigt einige Verhaltensmerkmale, anhand derer ein Therapeut relativ schnell eine Hypothese darüber ableiten kann, ob der Klient eine Nähe- oder eine Distanz-Störung aufweist (▶ Tab. 4.3).

Tab. 4.3: Indikatoren für Nähe- oder Distanz-Störungen

Nähe	Distanz
wirkt locker, entspannt	wirkt steif, verkrampft
wirkt offen, kommunikativ	wirkt verschlossen
lächelt viel	lächelt wenig
hält relativ viel Blickkontakt	hält (sehr) wenig Blickkontakt
gibt auf Fragen oder Initiativen eher ausführlich Antworten	gibt (sehr) kurze Antworten
spricht in Interaktion von sich aus viel	spricht von sich aus wenig
wirkt offen	wirkt verschlossen
wirkt freundlich oder zugewandt	wirkt abwesend oder unfreundlich
macht eher viele Gesten	macht sehr wenig Gesten
wirkt im Verhalten nicht deutlich kontrolliert	wirkt stark kontrolliert
drückt Gefühle deutlich aus	drückt Gefühle nicht aus

Man kann den Klienten aufgrund solcher Merkmale von Anfang an beobachten: Holt man ihn von der Tür ab, betrachtet man, wie er einen begrüßt, z. B.: freundlich, offen, mit Blickkontakt, lächelnd oder verschlossen, mit starrer Mimik, einsilbig, Blickkontakt vermeidend.

Auf dem Weg zum Therapie-Raum macht man Smalltalk, z. B.: »Haben Sie gut hergefunden?« oder: »Haben Sie einen Parkplatz gefunden?« Klienten mit Distanz-Störungen sagen dann oft »Ja.« oder »Nein.« und sonst nichts. Klienten mit Nähe-Störungen geben Schilderungen, beklagen sich über die schlechte Parkplatzsituation etc. Sie reagieren auf den Therapeuten: Wenn er lächelt, lächeln sie meist auch, wenn er einen Scherz macht, lachen sie (zumindest höflich).

Klienten mit Distanz-Störungen sind dagegen oft nicht reagibel: Der Klient lächelt nicht zurück, reagiert nicht auf Scherze, bleibt einsilbig usw. So hat der Therapeut oft schon eine erste Hypothese, sobald der Klient den Therapie-Stuhl erreicht hat.

5 Therapie: prinzipielle therapeutische Vorgehensweisen

Wie schon ausgeführt verläuft die Therapie von PD-Klienten prinzipiell anders als die von Achse-I-Klienten. Bevor auf spezielle therapeutische Strategien eingegangen werden soll, sollen hier einige grundlegende Aspekte dargestellt werden, an denen sich Therapeuten orientieren können.

5.1 Therapeutische Prinzipien

Entpathologisierung

Gibt man Klienten eine PD-Diagnose, so dient diese in keiner Weise einer Pathologisierung. Es ist zunächst einmal eine *interne* Diagnose (oder sogenannte »Supervisionsdiagnose«) und dient dazu, dem Therapeuten Hinweise darauf zu geben, was ihn erwartet und was er tun kann bzw. was er nicht tun sollte.

Daher ist es wichtig, eine Diagnose zu vergeben und das (als Hypothese) *früh* zu tun!

Die offizielle Diagnose, die ein Therapeut nach außen gibt, sollte dagegen anderen Kriterien unterliegen: Dies sollte der Therapeut nur im Einverständnis mit dem Klienten tun und immer beachten, was die Leser von Diagnosen damit machen könnten.

Die interne Diagnose ist jedoch davon völlig unabhängig, es ist lediglich eine *Arbeitshypothese für den Therapeuten*.

Es gibt jedoch überhaupt keinen Grund, einen PD-Klienten abzuwerten: PD ist eine Problematik, die sehr viele Menschen betrifft, die damit »normal« ist und die man therapiert, weil sie *Kosten* verursacht, nicht weil sie »pathologisch« ist (das Einzige, was hier pathologisch ist, ist die Terminologie). Persönlichkeitsstörungen oder -stile sind Lösungen und implizieren Ressourcen, sodass sie als »Extremvarianten normalen menschlichen Handelns« aufgefasst werden können (Fiedler, 2007). Eine Diagnose ist ein Instrument für die Therapie, nicht für eine Stigmatisierung. Und so sollte man es dem Klienten auch deutlich machen! Daher sollte man nicht zögern, PD-Diagnosen *als Hypothesen* früh zu stellen.

Lösungen und Ressourcen

Therapeuten können die Entwicklung einer PD als »Lösung« für ein schwieriges Interaktionsproblem in der Biographie sehen. Damit haben Klienten immer auch ein hohes Maß an Ressourcen entwickelt, die sie aber nicht mehr konstruktiv nutzen. Diese sollten sie aber wieder erkennen und lernen, sie angemessen einzusetzen. Daher sollten Therapeuten immer im Blick haben, welche Aspekte Klienten *nicht* grundlegend verändern müssen: Sie müssen oft nur lernen, Strategien besser einzusetzen.

Therapeutisch ist es fast nie möglich, eine PD »zu beseitigen«: Man kann aus einer Störung einen Stil machen, man kann die Lebensqualität von Klienten signifikant erhöhen, die Aspekte des Stils »unter die Kontrolle des Klienten« bekommen und Ressourcen fördern. Auch Manipulationen muss ein Klient nicht völlig ablegen, sondern er sollte lernen, sie konstruktiv einzusetzen. Das Ziel einer Psychotherapie ist niemals »Heilung« oder »Störungsbeseitigung«, sondern eine »Entschärfung der Dysfunktionalität«.

Plausibilitätsfallen und Resonanzeffekte beim Therapeuten

Therapeuten weisen ebenfalls mit hoher Wahrscheinlichkeit Persönlichkeitsstile oder -störungen auf. Sie haben bestimmte Überzeugungen, Vorlieben und auch viele Schemata, einige davon sind dysfunktional. Daher reagieren sie manchmal auch sehr persönlich auf das, was Klienten sagen.

Bei *Plausibilitätsfallen* finden Therapeuten Konstruktionen von Klienten aufgrund ihrer eigenen Schemata plausibel, zwingend und erkennen gar nicht mehr, dass diese für den Klienten problematisch sind. Sie machen dann die Inhalte nicht zum Thema und bearbeiten daher manche Aspekte gar nicht.

Bei *Resonanzeffekten* reagieren Therapeuten auf Klienten-Inhalte »allergisch«, weil eine Schema-Aktivierung durch die Klient-Inhalte sie ärgerlich macht, defensiv o. ä., sodass sie nicht mehr empathisch und zugewandt sind, sondern eine sehr schlechte Beziehungsgestaltung realisieren.

Aus beiden Gründen ist eine ständige *Supervision* von Therapeuten dringend erforderlich, damit Therapeuten ihre Reaktionen und Strategien immer reflektieren und sie kompetenter Kritik ausgesetzt sind.

Auch Selbsterfahrung und Eigentherapie von Therapeuten ist erforderlich: Ein Therapeut sollte seine eigenen Schemata und Strategien gut kennen und sie selbst »unter Kontrolle haben«. Ist das der Fall, dann kann ein Therapeut seine *eigenen Erfahrungen als Wissensgrundlage* für das Verstehen des Klienten nutzen: Er »projiziert« sie nicht auf den Klienten, er deutet nicht, sondern nutzt sein Wissen als Basis für die Bildung von Hypothesen, die er anschließend mit dem Klienten prüft.

Hat ein Therapeut seine eigene Störung dagegen »nicht im Griff«, dann kann diese mit Verarbeitungen und Handlungen des Klienten stark interferieren; im Extremfall verwandelt sich der Therapeut in eine wandelnde Kontraindikation!

5.2 Eröffnung der Therapie

Gerade bei persönlichkeitsgestörten Klienten gilt: Die Therapie-Stunde beginnt mit dem Handgeben.

Sie beginnt nicht erst, wenn der Klient im Therapie-Stuhl sitzt, nein, auf dem Weg zum Therapiezimmer hat sie längst begonnen. Dies ist bei Nicht-PD-Klienten weit weniger krass. Da ein Therapeut aber a priori nicht wissen kann, ob ein neuer Klient eine PD aufweist, ist der dringende Rat, vorsichtshalber erst mal bei jedem Klienten von einer PD auszugehen – Entwarnung geben kann man immer noch.

Eine wesentliche Konsequenz dieser Erkenntnis ist, dass auch die Modellbildung des Therapeuten mit dem Handgeben beginnt: Schon aus der Art, wie ein Klient den Therapeuten begrüßt, auf den Therapeuten reagiert u.ä. kann ein Therapeut erste Schlüsse ziehen, was er dann auch tun sollte.

Aber noch etwas anderes beginnt mit dem Handgeben: die *Manipulation des Klienten*. Ein Klient kann schon mit seinen ersten Interaktionen versuchen, »den Therapeuten einzuwickeln«, zu beeinflussen, Images zu senden usw. Also sollte der Therapeut auch im Hinblick darauf aufmerksam sein.

5.2.1 Der erste Kontakt

Der Therapeut holt einen Klienten von der Tür bzw. aus dem Wartezimmer ab. Er kann hier, auf dem Weg zum Therapieraum, mit seiner Modellbildung beginnen, indem er das Interaktionsverhalten des Klienten einschätzt:

- Wie gibt ihm der Klient die Hand?
- Ist der Händedruck schwach, stark oder übertrieben stark?
- Schaut er den Therapeuten an?
- Nimmt er zu lange Blickkontakt auf?
- Wie nah kommt er dem Therapeuten bzw. wieviel Abstand nimmt er ein?
- Ist er freundlich, verschlossen, feindselig, unsicher?
- Ist er dominant oder unterwürfig? usw.

Auf dem Weg zum Therapieraum macht der Therapeut Smalltalk wie: »Haben Sie gut hergefunden?«, »Haben Sie einen Parkplatz bekommen?« u.ä.

Aus der Reaktion des Klienten kann der Therapeut wiederum erste Schlüsse ziehen. So beschwert sich ein Narzisst oft über die schlechte Parkplatzsituation. Ein Histrioniker erzählt eine ganze Geschichte. Ein Schizoider sagt einfach »ja« usw.

Wieder kann ein Therapeut beurteilen:

- Geht der Klient auf das Angebot ein oder reagiert er verschlossen?
- Reagiert er offen/freundlich oder defensiv/feindselig?
- Wie umfassend ist seine Antwort?
- Nimmt er Kontakt zum Therapeuten auf oder nicht?
- Nimmt er Blickkontakt zum Therapeuten auf oder vermeidet er ihn?

- Reagiert er positiv auf Scherze?
- Zeigt er Reaktionen in Mimik oder Gestik?

Natürlich sind das alles nur erste Eindrücke und sie führen erst einmal zu sehr unsicheren Hypothesen. Aber sie sind eine erste Informationsquelle, die ein Therapeut nutzen sollte.

Der Therapeut sollte aber auch beachten, was der Klient auf dem Weg zum Therapiestuhl sagt, denn das kann schon die Eröffnung einer Manipulation sein. So kann ein Klient z. B. äußern:

- »Mir geht es heute schlecht, ich habe solche Kopfschmerzen.« – Appell: Bitte schonen Sie mich heute!
- »Beim letzten Mal habe ich mich nach der Therapie gar nicht wohl gefühlt, ich hätte einfach mehr Zeit gebraucht.« – Appell: Verlängern Sie die Stunde!
- »In der Woche ging es mir schlecht, ich hätte Sie gerne einmal angerufen.« – Appell: Geben Sie mir (für Notfälle) ihre Telefonnummer!

Der Therapeut sollte das alles *bemerken* und *verarbeiten*! Außerdem sollte der Therapeut solche Statements sofort zu Therapiebeginn zum Thema machen: »Sie sagten mir gerade XY. Was möchten Sie mir damit sagen?«. Macht der Klient dann den Appell auf, nimmt der Therapeut Stellung. Macht der Klient den Appell nicht auf, geht der Therapeut gar nicht weiter darauf ein: Er hat dem Klienten damit aber immer deutlich gemacht, dass er den *Appell gehört hat, ihm nicht folgt und ihn stattdessen zum Thema macht*. Das kann dem Klienten schon zeigen, dass Manipulationen des Therapeuten nicht funktionieren werden.

Sitzt der Klient dann zum ersten Mal im Therapiestuhl, realisiert der Therapeut eine »Standard-Eröffnung«.

> Als *Eingangsfrage* fragt der Therapeut: »Was führt Sie zu mir?« und geht dann mit der Antwort des Klienten um.
> Er fragt auf *keinen Fall*: »Welche Probleme haben Sie?«, denn mit der Frage hat der Therapeut bei einem narzisstischen Klienten u.U. sofort die erste interaktionelle Krise! Denn in dem Fall unterstellt der Therapeut dem Klienten, der unter Umständen (noch) gar keine Probleme preisgeben will, er *habe* Probleme!

Zu Beginn einer Stunde stellt ein Therapeut die Frage: »Woran wollen Sie heute arbeiten?«. Dies betont, dass der Klient etwas tun muss und dass es um *Arbeit* geht, nicht um Wellness.

Ein Therapeut sollte den Klienten auch niemals fragen »Wie geht es Ihnen?« – dies ist bei Histrionikern furchtbar, weil es zum Jammern einlädt – oder »Wie war die Woche?« – dies animiert zu einem »Wochenspiegel«.

Später in der Therapie kann der Therapeut dem Klienten auch vorschlagen, *ein bestimmtes Thema fortzusetzen* (was wichtig ist, denn für Klärung und/oder Bearbeitung von Inhalten ist eine *Stringens*, ein Bleiben bei Thema und Fragestellung, bedeutsam), z. B.: »Wir hatten in der letzten Stunde das Thema XY behandelt. Ich fand das sehr wichtig. Ich würde vorschlagen, dass wir dort wieder einsteigen. Wäre das für Sie in Ordnung?« Letztlich entscheidet dies aber der Klient.

Hat der Klient kein Thema, wird genau *das* zum Thema der Stunde: »Was macht es Ihnen so schwer, ein Thema zu finden?« oder »Welche Aspekte Ihres Lebens sind nicht so, wie sie sein sollten, stören Sie, belasten Sie?«

Der Klient soll mit persönlichen Inhalten einsteigen, er muss aber nicht mit zentralen Problemen beginnen. Es ist vielmehr die Aufgabe des Therapeuten, ihn im Laufe des Prozesses zu zentralen Themen zu steuern.

Generell versucht der Therapeut immer, *den Prozess zu steuern*: Er stellt Fragen, unterbricht unter Umständen Klienten, macht Statements, verfolgt Spuren u. a. Der Therapeut ist der *Prozessexperte* und genau so sollte sich der Therapeut auch verhalten.

Der Therapeut kann aber immer nur bis an die Kante des Möglichen steuern: Immer entscheidet der Klient, ob er einer Frage folgen will usw. Dann folgt der Therapeut dem Klienten, macht aber nach kurzer Zeit die nächste steuernde Intervention (s. o.: *Marker*).

Ein Therapeut sollte aber nie versuchen, den Prozess zu *forcieren*, den Klienten unter Druck zu setzen oder sich auf Machtkämpfe einzulassen: Das alles verschlechtert die Therapie exponentiell.

5.2.2 Sitzposition

Die Position, in der Therapeut und Klient sitzen, ist nicht beliebig, sondern wesentlich für die Art der angestrebten Interaktion.

So zeigen sozialpsychologische Studien, dass eine sogenannte »Über-Eck-Position« es einer Person erleichtert, sich zu öffnen und sich auf eigene Inhalte zu konzentrieren (Sommer, 1969).

Eine »Face-to-face-Position« ist sinnvoll, wenn es um Disputationen, Streitgespräche etc. geht. In einer Psychotherapie soll ein Klient aber die Möglichkeit erhalten,

- sich voll auf sich und seine Inhalte zu konzentrieren,
- den Therapeuten »ausblenden« zu können, wenn er sich z. B. mit Klärungsprozessen befasst,
- Kontakt mit dem Therapeuten aufzunehmen, ohne sich vom Therapeuten beobachtet oder überwacht zu fühlen.

Daher kommt für Psychotherapie grundsätzlich nur eine Über-Eck-Position in Frage (▶ Abb. 5.1; für eine Disputationstechnik wie das Ein-Personen-Rollenspiel (EPR) werden die Stühle dann allerdings einander direkt gegenübergestellt).

Bei einer Über-Eck-Position

- kann ein Klient zum Therapeuten Kontakt aufnehmen, kann den Therapeuten aber auch »ausblenden«, wie dies z. B. bei Explizierungsprozessen erforderlich ist. Klienten, die in einen Explizierungsprozess gehen, wollen/müssen sich auf sich

selbst und ihre Prozesse konzentrieren. Die Beziehung zum Therapeuten tritt in den Hintergrund, die Klienten wollen nicht beobachtet, gedrängt oder kontrolliert werden;
- kann der Therapeut den Klienten gut sehen, beobachtet ihn aber nicht, er kann den Blick auch abwenden;
- muss der Klient sich nicht kontrolliert oder überwacht fühlen, kann sich aber unterstützt fühlen;
- muss ein Klient sich nicht gedrängt fühlen, sondern kann sich so viel Zeit lassen, wie er braucht.

Der *Abstand* zwischen Therapeut und Klient sollte angemessen aber nicht zu eng und nicht zu weit sein. Der Klient kann u.U. den Abstand selbst regulieren.

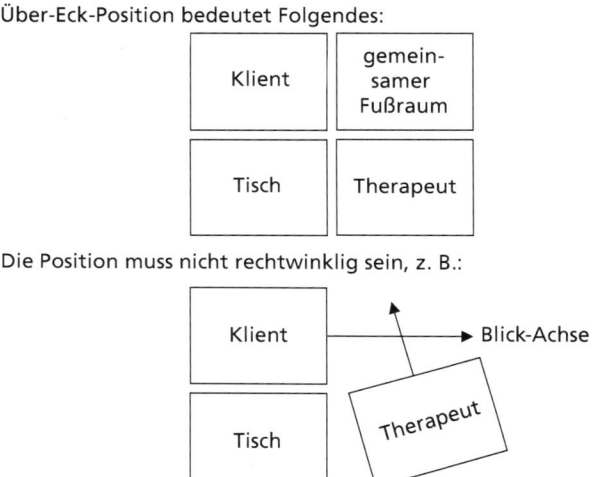

Abb. 5.1: Günstige Sitzpositionen von Therapeut und Klient

In dieser Über-Eck-Position sollte der Klient immer links vom Therapeuten sitzen: Wahrnehmungspsychologisch zeigt sich, dass Dinge, die sich rechts von einer Person befinden, positiver eingeschätzt werden als solche, die sich links befinden. Diesen Effekt kann sich der Therapeut zunutze machen. Das impliziert aber, dass der Therapeut dem Klienten einen Platz *zuweist* und der Klient immer den gleichen Platz einnimmt!

Wichtig ist hier auch der »gemeinsame Fußraum«: Diesen Raum müssen sich Therapeut und Klient teilen, also müssen sie sich (implizit) einigen, wie stark sie sich ausbreiten oder welchen Raum sie ihrem Interaktionspartner zugestehen. Wie der Klient sich hier von Anfang der Therapie an verhält, lässt für den Therapeuten einige Rückschlüsse auf den Klienten zu. Denn hier kann der Therapeut am nonverbalen Handeln des Klienten einschätzen,

- ob der Klient sich dominant ausbreitet oder schüchtern zurückzieht,
- ob er sich mit dem Therapeuten auf einen Machtkampf einlassen will oder
- ob er sich grenzüberschreitend verhält, indem er z. B. seine Füße auf die untere Leiste des Therapeuten-Stuhls stellt o. ä.

Alle diese Aspekte liefern dem Therapeuten relativ schnell relevante Informationen für sein Klienten-Modell.

6 Beziehungsgestaltung durch den Therapeuten

6.1 Sinn einer Beziehungsgestaltung

Die Gestaltung der therapeutischen Beziehung durch den Therapeuten ist vor allem bei Klienten mit PD von großer therapeutischer Bedeutung. Zwar ist der unmittelbare Einfluss der Beziehungsgestaltung auf den Therapieerfolg durchschnittlich nicht sehr hoch. Dieses Ergebnis sagt aber nicht viel aus, da der Einfluss der Beziehung massiv darüber entscheidet, ob ein konstruktiver Prozess zustande kommt und *dieser* entscheidet dann über den Erfolg!

Die Bedeutung der Beziehungsgestaltung ist dabei eher *indirekt*: Durch eine gute Beziehungsgestaltung soll beim Klienten *Vertrauen* aufgebaut werden.

Der Aufbau von Vertrauen ist bei Klienten mit Persönlichkeitsstörung von essentieller Bedeutung, weil die Klienten, wie bereits beschrieben, aufgrund ihrer Selbst- und Beziehungsschemata ein erhöhtes Misstrauen einem Interaktionspartner und damit auch dem Therapeuten gegenüber aufweisen. Nähe-Störungsklienten mit NAR weisen ein eher mittleres Ausmaß an Misstrauen auf. Distanz-Störungsklienten weisen ein starkes Misstrauen auf und bei PAR ist das Misstrauen extrem.

Beim Aufbau von Vertrauen geht es darum, beim Klienten personales und Kompetenz-Vertrauen aufzubauen.

Bei personalem Vertrauen geht es darum, ein Vertrauen des Klienten dadurch aufzubauen, dass der Therapeut zugewandt bleibt, respektvoll mit Inhalten umgeht, nicht abwertet, loyal ist u. a. Bei *Kompetenzvertrauen* geht es um die Annahme des Klienten, dass der Therapeut weiß, was er tut und dass er ein Experte ist.

> Diese Aspekte des Vertrauens erzeugen etwas, was *Beziehungskredit* genannt wird: Der Klient gibt dem Therapeuten so etwas wie einen »Vertrauensbonus«, der Klient stellt die Beziehung zum Therapeuten nicht mehr in Frage, er hat gewissermaßen ein »Vertrauenspolster« – also viele Vertrauenspunkte auf dem Konto. Dies ist eine Vertrauensgrundlage zwischen Therapeut und Klient, aufgrund der Klienten sich öffnen können, sich selbstwertbelastenden Inhalten stellen können usw. und aufgrund dessen ein Therapeut es sich »leisten« kann, den Klienten zu konfrontieren, ohne dass die Beziehung in Schwierigkeiten gerät.
>
> Selbst wenn eine Beziehungsgestaltung kaum direkten Einfluss auf den Erfolg hat, so ist dennoch der indirekte Einfluss gewaltig und hoch relevant: Bei PD-Klienten wird ohne Beziehungskredit niemals eine therapeutische Arbeit zustande kommen.

Dabei kann ein Therapeut Strategien der »Allgemeinen Beziehungsgestaltung« oder Strategien der »Komplementären Beziehungsgestaltung« realisieren. Der Therapeut baut durch diese Strategien eine vertrauensvolle Therapeut-Klient-Beziehung auf, die die Grundlage für alle weiteren Klärungs- und Bearbeitungsprozesse ist.

6.2 Allgemeine Beziehungsgestaltung

Unter allgemeiner Beziehungsgestaltung durch den Therapeuten soll verstanden werden, dass ein Therapeut bestimmte Strategien ausführen kann, *die sich mit sehr hoher Wahrscheinlichkeit bei allen Klienten positiv auf die Therapeut-Klient-Beziehung auswirken*, auch bei Klienten, die *darüber hinaus* noch eine komplementäre Beziehungsgestaltung benötigen. Obwohl diese Art der Beziehungsgestaltung für Klienten mit unterschiedlichen Störungen und Eingangsvoraussetzungen durchaus unterschiedlich wichtig ist, ist sie für alle Klienten günstig und trägt zur Etablierung guter therapeutischer Arbeit bei.

Strategien der allgemeinen Beziehungsgestaltung kann der Therapeut auch dann realisieren, wenn er erst sehr wenig vom Klienten kennt, d. h. er kann mit diesen Strategien in den ersten Sekunden des Kontaktes beginnen und das sollte er auch: Denn diese Strategien schaffen *Beziehungskredit* und bei manchen Klienten für manche therapeutischen Ziele überhaupt erst die Voraussetzungen für ein konstruktives therapeutisches Arbeiten. Man kann folgende Strategien zum Aufbau personalen Vertrauens unterscheiden:

- Verstehen
- Akzeptieren
- Emotionale Wärme
- Signalkongruenz
- Respekt
- Loyalität

Verstehen

Mit »Verstehen« im Therapieprozess soll hier insbesondere empathisches Verstehen gemeint sein (vgl. hier Sachse, 1993, 2011).

Verstehen des Therapeuten ist ein hoch komplexer Prozess, der mindestens zwei Aspekte hat: Den Aspekt der Informationsverarbeitung und den Aspekt der Beziehungsgestaltung.

Der Aspekt der *Informationsverarbeitung* findet gewissermaßen »im« Therapeuten statt; von diesem Aspekt bekommt der Klient in der Regel direkt gar nichts mit. Verstehen als Informationsverarbeitung bedeutet, dass ein Therapeut die Schemata des Klienten, seine Motive, Ziele, Werte usw. rekonstruieren und ein Modell über den Klienten bilden muss, dass die Grundlage des weiteren Verstehens, der Indikationsentscheidungen und Handlungsvorlagen des Therapeuten ist.

Der zweite Aspekt, *Verstehen als Beziehungsgestaltung*, bezieht sich auf das Handeln des Therapeuten und darauf, wie der Therapeut dem Klienten das Verstehen und das Verstandene kommuniziert. Dieser Aspekt meint somit nicht die internalen, beim Therapeuten ablaufenden Prozesse, sondern den »Output« des Therapeuten – und zwar *den* Output, der explizit der Förderung der Beziehung dient.

Verstehen als Aspekt der Beziehungsgestaltung bedeutet weiterhin, dass der Therapeut dem Klienten *Verstehen vermittelt*, um dem Klienten deutlich zu machen, dass er nachvollziehen kann, was der Klient denkt und fühlt, dass er nachvollziehen kann, warum der Klient so handelt, wie er handelt. Außerdem signalisiert der Therapeut dem Klienten, dass er sich in hohem Maße um ein Verstehen bemüht und damit auch, dass der Klient und dessen Themen den Therapeuten interessieren und dem Therapeuten wichtig sind. Dadurch schafft der Therapeut Vertrauen.

Akzeptieren

Akzeptierung ist ein besonders wichtiger, aber auch ein besonders missverständlicher Aspekt der Beziehungsgestaltung durch den Therapeuten.

Es ist relativ leicht zu definieren, was Akzeptierung *nicht* bedeutet: Akzeptierung bedeutet eindeutig nicht, den Klienten, seine Themen, Verhaltensweisen, Einstellungen usw. negativ zu bewerten. Allerdings bedeutet es auch, diese Aspekte *nicht positiv* zu bewerten. Es geht *nicht* darum, das, was der Klient denkt und tut, »gut« zu finden oder als »toll« o. ä. zu beurteilen. Akzeptierung bedeutet somit *nicht*, dass der Therapeut alles das, was der Klient sagt, positiv aufnehmen muss. (Man muss auch beachten, dass ein »Loben« des Klienten therapeutisch sinnvoll sein kann, wenn der Klient sich in der Therapiephase der »Veränderung« befindet, jedoch *überhaupt nicht*, wenn der Klient Schemata *klärt*: Denn jedes Lob des Therapeuten kann den Klienten auf falsche Spuren führen und die valide Rekonstruktion von Schemata stark beeinträchtigen.)

Akzeptierung bedeutet vielmehr, dass der Therapeut den Klienten überhaupt nicht bewertet: Der Therapeut stellt, im Hinblick auf die Person des Klienten, die thematisierten Inhalte und im Hinblick auf das Denken, Fühlen und Handeln des Klienten, seine eigenen Schemata, Werte, Normen und Motive *zurück*. Er wendet sie nicht auf den Klienten an und wertet den Klienten somit weder positiv noch negativ. Akzeptierung meint somit, dass der Therapeut dem Klienten (so gut er das kann) *wertungsfrei* entgegentritt und somit den Klienten als den Klienten wahrnehmen und die thematisierten Inhalte als solche betrachten kann. Das bedeutet damit für den Therapeuten, sich von den eigenen Wertmaßstäben zu distanzieren. Was der Klient tut, kann vom Therapeuten dann *aus der Sicht des Klienten* wahrgenommen werden, wenn der Therapeut seine eigenen Sichtweisen zurückstellen kann und wenn er verhindern kann, seine Normen und Erwartungen auf den Klienten anzuwenden.

Akzeptieren bedeutet somit auch, den Klienten und seine Inhalte einerseits erst einmal als »ok« anzusehen. Andererseits ist dem Therapeuten aber auch klar, dass der Klient sich verändern muss, wenn und falls er das will; das entscheidet allerdings nicht der Therapeut, sondern der Klient.

Emotionale Wärme

Emotionale Wärme bedeutet, dass der Therapeut dem Klienten *positive* Signale sendet und dass er dem Klienten mit einer emotional positiven Haltung gegenübertritt. Der Therapeut erzeugt dem Klienten gegenüber ein emotional positives Klima, vermittelt also dem Klienten, dass er ihn sympathisch findet, sich ihm zuwendet und ihm positiv gegenübersteht. Das vermittelt der Therapeut vor allem durch seine Stimmqualität, aber auch nonverbal durch Körperhaltung, Gestik und Mimik.

Signalkongruenz

Ein Verstehen des Therapeuten wird vom Klienten nur dann als echtes Interesse des Therapeuten gedeutet und eine Akzeptierung des Klienten durch den Therapeuten wird nur dann vom Klienten als »echt« und zutreffend wahrgenommen, wenn der Therapeut *kongruent* ist. Der Therapeut muss auf allen Kommunikationskanälen, wie verbalem, paraverbalem und nonverbalem Kanal, *dieselbe* Botschaft senden: Interesse muss deutlich werden an den Inhalten, an der Körperhaltung des Therapeuten, der Mimik, der Stimmlage usw. Die verschiedenen Botschaften, die ein Therapeut sendet, *dürfen sich nicht widersprechen*: Die Signale sollten kongruent sein.

Widersprechen sich die Signale des Therapeuten, dann hat das für den Klienten und die Therapeut-Klient-Beziehung gravierende negative Folgen. Der Klient wird verunsichert, er weiß nicht, ob es der Therapeut mit seinem Interesse oder seiner Akzeptierung ehrlich meint und ob er wirklich meint, was er sagt. Sobald der Klient an der »Echtheit« der Therapeuten-Signale zweifelt, haben die Handlungen des Therapeuten *keine* positiven Auswirkungen mehr. Ein Interesse des Therapeuten, das vom Klienten bezweifelt wird, wirkt sich *nicht* positiv auf personales Vertrauen aus, ebenso wenig wie eine Akzeptierung, die der Klient dem Therapeuten nicht glaubt. Es kann sogar leicht der *völlig gegenteilige Effekt* eintreten: Hält der Klient den Therapeuten nicht für ehrlich, hat er den Eindruck, der Therapeut macht ihm etwas vor. Dann hat der Klient überhaupt kein Vertrauen zum Therapeuten mehr.

Respekt

Wie deutlich geworden ist bedeutet die Handlungsform »Akzeptierung« nur, dass der Therapeut eigene Bewertungen zurückstellt. Um eine gute Beziehung aufzubauen, sollte ein Therapeut dem Klienten auch *positiv gegenübertreten:* Er sollte den Klienten als Person positiv konnotieren, als jemanden ansehen, der Aufmerksamkeit, Interesse und eine respektvolle Behandlung verdient hat – und zwar völlig unabhängig davon, ob er Probleme aufweist oder nicht.

Loyalität

Eigentlich könnte man sagen, dass dem Klienten die Solidarität des Therapeuten zustünde. Nun hat Solidarität leider auch die Konnotation, sich mit einer Person

»gegen Dritte« zu solidarisieren. Dies sollte ein Therapeut niemals tun. Ein Therapeut sollte sich *nicht*, wie z. B. ein Freund, mit dem Klienten gegen dessen Partner, Arbeitskollegen u. a. »verbünden«. Denn der Therapeut *sollte immer auch den Klienten konfrontieren können*, ihn z. B. darauf aufmerksam machen können, dass er *Teil* eines Interaktionskonfliktes ist, zu dem er selbst durch seine Schemata und Verhaltensweisen beiträgt, dass er nicht gemobbt wird, sondern den Kollegen auch provoziert usw.

Der Klient hat jedoch Anspruch auf *Loyalität*, d. h. darauf,

- dass der Therapeut sich bemüht, *dem Klienten* zu helfen und für den Klienten da zu sein;
- dass der Therapeut sich dem Klienten verpflichtet fühlt und deshalb keine Aufträge von Dritten (Eltern, Partnern, Gericht usw.) annimmt, die den Klienten betreffen;
- dass er (im Rahmen therapeutischer Regeln) den Klienten unterstützt und stärkt;
- dass er dem Klienten deutlich macht, dass dieser seinen Gefühlen und Einschätzungen trauen, sie aber auch hinterfragen und verändern können soll;
- dass er primär dem Ziel verpflichtet ist, an der Lösung der Klienten-Probleme zu arbeiten.

6.3 Komplementäre Beziehungsgestaltung

Nach dem Konzept der von Franz Caspar entwickelten »Plananalyse« bedeutet »komplementäre Beziehungsgestaltung«, dass sich ein Therapeut *komplementär zur Planstruktur eines Klienten* verhält (Caspar, 1986, 1989, 2007a, 2007b, 2008; Caspar & Grawe, 1982a, 1982b, 1992, 1996; Grawe & Caspar, 1984).

Der Begriff *komplementär* wird hier im Sinne von *bedürfnisbefriedigend* oder *motivbefriedigend* verwendet: Sich einem Klienten gegenüber komplementär zu verhalten, bedeutet, dass ein Therapeut im Rahmen der therapeutischen Regeln wichtige Motive des Klienten in der Interaktion mit diesem Therapeuten befriedigt (vgl. Sachse, 2000, 2006c, 2016c, 2017b).

6.3.1 Komplementarität zu Beziehungsmotiven im Therapieprozess

Ein Therapeut kann sich nun im Therapieprozess zu den Beziehungsmotiven eines Klienten komplementär verhalten: Das bedeutet, dass er versucht, durch sein Interaktionsverhalten das jeweilige Beziehungsmotiv *im Rahmen der therapeutischen Regeln* so gut wie möglich zu »füttern«. Das bedeutet, dass der Therapeut dem Klienten so weit wie möglich genau *das* Feedback gibt, das der Klient will. Dies hat einige Implikationen.

6.3 Komplementäre Beziehungsgestaltung

Während ein Therapeut im Therapieprozess Strategien einer allgemeinen Beziehungsgestaltung (wie Akzeptieren, Wärme, Signalkongruenz etc.) praktisch immer realisieren kann, d. h. auch dann, wenn er den Klienten noch gar nicht kennt, *kann er sich erst dann komplementär zu einem Beziehungsmotiv verhalten, wenn er das relevante Beziehungsmodell des Klienten auch tatsächlich rekonstruiert hat.* Da ein Therapeut sich immer gezielt und intentional zu dem zentralen Beziehungsmotiv des Klienten komplementär verhalten soll, muss der Therapeut dieses vorher aus der vom Klienten kommenden Information valide erschlossen haben. Der Therapeut muss also bereits über ein *Modell vom Klienten* verfügen. Da der Therapeut die Motive aber häufig nicht sofort erschließen kann, bleibt ihm nichts anderes übrig, als mit allgemeiner Beziehungsgestaltung zu beginnen und parallel zu versuchen, die Beziehungsmotive zu erschließen!

> Komplementäres Handeln des Therapeuten ist kein Selbstzweck: Es dient dazu, beim Klienten Vertrauen zum Therapeuten aufzubauen, also »Beziehungskredit« zu schaffen.

Der Therapeut verfolgt parallel zur Beziehungsgestaltung *noch weitere therapeutische Ziele* wie Modellbildung, Klärung, Aufbau von Änderungsmotivation, Bearbeitung von Vermeidung etc. Oder der Therapeut verfolgt (in späteren Therapiephasen) weitere Ziele wie z. B. Bearbeitung von Schemata.

Alle parallel verfolgten und alle späteren Prozessziele will der Therapeut durch sein Handeln nicht sabotieren, sondern er will ihre Verfolgung durch sein Handeln verbessern. Dadurch muss er die Komplementarität auch so realisieren, dass dies gewährleistet wird. Das ist gemeint, wenn gesagt wird, der Therapeut solle sich »im Rahmen der therapeutischen Regeln« komplementär verhalten.

Ein wesentlicher Aspekt ist, dass trotz aller Komplementarität deutlich bleibt, dass die Beziehung zwischen Therapeut und Klient eine therapeutische Beziehung ist und bleibt. Das Problem kann man besonders klar machen an einer Komplementarität zum Wichtigkeitsmotiv: Eine Klientin ist für den Therapeuten *als Klientin* wichtig und nicht als (potentielle) Partnerin. Also kann er der Klientin nur *solche* Wichtigkeitssignale geben, die *genau das* deutlich machen; er kann ihr aber nicht signalisieren »Ich kann ohne Sie nicht leben.« (zumindest sollte er das besser lassen, wenn er keine Probleme bekommen will).

Der Therapeut muss dafür sorgen, dass der Klient ihn nicht missversteht bzw. bei aufkommenden Missverständnissen schnell für Klarstellung sorgen; also deutlich machen, was genau er meint und was er nicht meint (z. B. »Ja, er interessiert sich für den Klienten.« vs. »Nein, er ist nicht in den Klienten verliebt.« oder »Ja, er arbeitet gern mit dem Klienten.« vs. »Nein, er will keine andere Art von Beziehung als eine therapeutische.«).

Ein anderer Aspekt besteht darin, dass ein Therapeut sich auch nur unter bestimmten Bedingungen zur Spielebene komplementär verhalten sollte, denn oft würde Komplementarität hier (massiv) therapeutische Regeln brechen und Therapie unmöglich machen.

6.3.2 Komplementäres Handeln zu den zentralen Beziehungsmotiven

Wenn ein Therapeut komplementär zu den zentralen Beziehungsmotiven des Klienten handelt, dann bedeutet das im Grunde immer zweierlei:

1. Der Therapeut sollte durch ein interaktionelles Handeln das jeweilige Klienten-Motiv befriedigen, es also (im Rahmen der therapeutischen Regeln!) »füttern«.
2. Der Therapeut sollte versuchen, Handlungen zu unterlassen, die das Beziehungsmotiv des Klienten frustrieren. Also sollte ein Therapeut möglichst versuchen, die dysfunktionalen Selbst- und Beziehungsschemata des Klienten möglichst wenig zu »triggern«: Denn wenn ein Klient glaubt, er werde in Beziehungen kritisiert und er *fühlt sich dann* vom Therapeuten kritisiert, dann bucht er dem Therapeuten Beziehungskredit ab. Ein Therapeut sollte sich allerdings klarmachen, dass er dies nie vollständig verhindern kann.

Diese beiden Seiten des komplementären Handelns sollen nun genauer beschrieben werden.

Eine wichtige therapeutische Regel besteht darin, dass sich ein Therapeut zwar komplementär zum Motiv, jedoch möglichst nicht komplementär zur Spielebene verhält, weil dadurch die Gefahr besteht, dass er manipulatives Verhalten verstärkt.

Ein Therapeut kann Images dann bestätigen und Appellen dann folgen, wenn er annehmen kann, dass sie dadurch *abnehmen und nicht zunehmen* (s. u.).

Das ist z. B. bei Anerkennung bei Images der Art »Ich bin toll.« usw. und bei Appellen wie »Lobe mich.« u. a. der Fall und bei Wichtigkeit bei Images gegeben wie »Mir geht es schlecht.« u. a. und bei Appellen wie »Nimm mein Leiden ernst.« usw.

Komplementarität zum Anerkennungsmotiv

Es ist, wie gesagt, wichtig, bei einem Klienten mit PD die negativen Schemata nicht zu triggern, weil das Beziehungskredit abbucht.

Ein Klient mit Anerkennungsmotiv will, dass alles das *nicht* passiert, was seine Beziehungsschemata ihn erwarten lassen: Er will nicht kritisiert, nicht abgewertet, ja gar nicht bewertet werden, er will nicht respektlos behandelt werden usw.

Nun fassen solche Klienten aber Fragen nach Problemen u.ä. manchmal schon als Kritik auf. Daher sollte ein Therapeut solche Fragen kommentieren, normalisieren o. ä.: »Ich denke, dass Sie sehr viele Dinge sehr gut können. Gibt es auch Bereiche, in denen Sie mit sich weniger zufrieden sind?«.

Aufgrund ihrer negativen Selbst- und Beziehungsschemata *hören* Klienten aber auch manchmal Abwertungen, wo der Therapeut keine gemeint hat: Dies liegt einfach daran, dass Schemata zu *Interpretationen* führen. So kann z. B. ein Therapeut sagen: »Können Sie sich vorstellen, was andere dazu veranlasst, mit der Situation lockerer umzugehen?«. Der Klient *hört*: »Sie können nicht locker mit der Situation umgehen! Sie sind defizitär!«. Daraufhin sagt der Klient (angesäuert): »Ich möchte nicht, dass das jetzt in die Ecke eines persönlichen Problems gerückt wird.«

6.3 Komplementäre Beziehungsgestaltung

Ein Klient weist immer relativ viele Schemata auf, die ein Therapeut »triggern« kann: Die Aktion gleicht einem Gang durch ein Minenfeld. Wenn man den Klienten kennt, weiß man, wo viele der Minen liegen, aber nicht alle. D. h. ein Therapeut wird früher oder später ein Schema triggern.

Das ist nicht so schlimm, wenn der Therapeut den Schaden *sofort* begrenzt. So kann ein Therapeut im obigen Beispiel sagen: »Bitte entschuldigen Sie, das ist ein Missverständnis. Ich habe mich nicht klar ausgedrückt. Natürlich gehe ich davon aus, dass das kein Problem ist und Sie sich in diesem Punkt nur persönlich etwas weiterentwickeln möchten.« Damit ist der Schaden dann meist repariert.

Den Klienten im Sinne einer allgemeinen Beziehungsgestaltung zu akzeptieren und respektvoll zu behandeln, ist im Grunde schon eine Komplementarität zum Anerkennungsmotiv. Der Therapeut signalisiert dem Klienten damit:

- Du wirst hier nicht bewertet.
- Du wirst hier auf keinen Fall abgewertet.
- Du bist ok und Du wirst so respektiert, wie Du bist.

Solche allgemeinen Signale sind zwar in Ordnung, sie reichen jedoch bei einer Person mit hohem Anerkennungsmotiv auf keinen Fall aus: Diese Person will ja gerade spezielles Feedback darüber, *wie* positiv sie ist. Daher ist sie auch keineswegs damit zufrieden zu hören, die Person sei »ok, weil sie ein Mensch« sei oder im Grundgesetz schon stehe:»Die Würde des Menschen ist unantastbar« oder ähnliches. Man muss sich klarmachen, dass man einem Menschen, der ein bestimmtes Motiv hat, nicht mit philosophischen Überlegungen kommen kann: Man kann einem Hungrigen auch nicht (ungestraft) erzählen, wie gesund Fasten sei; er will vielmehr *gefüttert* werden. So geht es dem Klienten auch: Er will vom Therapeuten genau *die* positive Information hören, die er braucht!

Wenn der Klient im Leistungsbereich gefüttert werden will, dann sollte der Therapeut ihm alle Informationen geben, die er *authentisch* geben kann:

- Aus meiner Sicht sind Sie sehr erfolgreich.
- Soweit ich das sehe, verfügen Sie über hohe Fertigkeiten.
- Mir erscheinen Sie hochgradig erfolgreich.
- Ich finde, Sie haben das sehr gut gemacht.
- Wenn ich Ihr Chef wäre, mich würde diese Leistung beeindrucken.

Streng genommen verhält sich der Therapeut hier oft zu einer starken »Angeber-Strategie« des Klienten komplementär, und dies ist eine manipulative Strategie. Trotzdem ist ein komplementäres Handeln möglich, da der Therapeut keine Alternative hat und man annehmen kann, dass das Therapeuten-Handeln *das Motiv sättigt*: Der Klient hat vom Therapeuten bekommen, was er braucht und damit braucht er nun vom Therapeuten weniger, d. h. sein Angeber-Handeln nimmt signifikant *ab!* Komplementarität zum Angeben *verstärkt* das Angeben nicht, sondern *sättigt* es: Der Klient kann irgendwann damit aufhören (das Handeln folgt damit motivationstheoretischen, nicht lerntheoretischen Prinzipien).

Daher sollte ein Therapeut den Klienten so deutlich und so stark füttern, wie er das authentisch kann: Einen *erfolgreichen* Narzissten massiv zu loben, ist meist leicht, da der Therapeut weiß, wie erfolgreich er ist. Manchmal kann der Therapeut denken, dass er das Loben übertreibt: Wenn er das dennoch tun kann, sollte er das tun. Denn *einen Narzissten kann man überfüttern.*

Selbst wenn ein Klient sagt: »Ja, so gut auch wieder nicht.« ist das sicher »fishing for compliments« Der Therapeut sollte daraufhin sagen: »Ich sehe, dass Sie im Augenblick zu bescheiden sind, das so zu sehen, aber ich sehe das so.« Aussagen wie »Jetzt, wo Sie es sagen, fällt es mir auch auf, dass es nicht so gut ist.« wäre hier ein »Beziehungssuper-GAU«.

Der Therapeut sollte aber authentisch sein können: Kommt ihm etwas nicht über die Lippen, dann sollte er es auch nicht sagen, denn wenn der Klient merkt, dass er es nicht ernst meint, verspielt er erheblichen Beziehungskredit.

Beispiele für Komplementarität zum Anerkennungsmotiv

Komplementarität bedeutet hier, dass ein Therapeut deutlich macht, dass er *positive Aspekte der Person des Klienten* erkennt, wahrnimmt, anerkennt, nicht in Frage stellt und dass er diese Aspekte ebenfalls positiv einschätzt.

Der jeweilige Inhalt richtet sich danach, was der Klient jeweils selbst von sich als positiv definiert oder was er positiv bewertet haben will.

Dabei kann es sich um verschiedene Aspekte der Person handeln, z. B.:

- der eigene *Erfolg*: was man (tolles) erreicht hat, geleistet hat, vollbracht hat u. ä.;
- die eigene *Intelligenz*: was man kann, wie schlau man ist, welche (außergewöhnlichen) Fähigkeiten man hat, dass man hochbegabt ist u. ä.;
- die eigene *Motivation*: wie motiviert man ist, wie ausdauernd, was man für ein Durchhaltevermögen hat u. a.;
- gute *Entscheidungsfähigkeit*: dass man schnelle und sichere Entscheidungen trifft, sich meist richtig entscheidet, zu seinen Entscheidungen steht u. ä.;
- hohe *Handlungsorientierung*: dass man »ein Macher« ist, jemand, der handelt und nicht zögert, der »anpackt«, Dinge »in Angriff nimmt« u. ä.;
- hohe *Stringenz*: dass man stringent handelt, weiß, was man will, gut planen und organisieren kann, »sich nicht vom Weg abbringen lässt«;
- die eigene *Belastbarkeit*: dass man stressresistent ist, unter Druck nicht nachgibt, sondern zu Höchstleistungen aufläuft, jede Herausforderung annimmt, sich jeder Aufgabe stellt u. a.;
- die eigene *Fähigkeit, mit Kritik umzugehen*: dass man Kritik schätzt, damit gut umgehen kann, daraus lernt, nicht empfindlich ist, souverän ist u. a.;
- die *eigene soziale Kompetenz*: dass man sich gut in andere hineinversetzen kann, verständnisvoll ist, Interaktionspartner gut einschätzen kann, hohe »Menschenkenntnis« aufweist, gut mit anderen umgehen kann, hohe Führungsqualitäten aufweist u. a.;
- *hohe Autorität*: dass man andere beeindruckt, dass man einen hohen Status hat, eine machtvolle Position, dass andere tun, was man sagt, dass man nicht in Frage gestellt wird u. a.

Alle diese Aspekte kann ein Therapeut aufgreifen und thematisieren. Dabei sollte er

- nur die *zentralen* Aspekte thematisieren, also seine Aussage auch so kurz und fokal wie möglich machen; Dinge zentral auf den Punkt bringen;
- dabei das aufgreifen, was dem Klienten zentral wichtig ist, was der Klient wesentlich mitteilen will;
- die Inhalte in *der* Intensität aufgreifen, in der ein Klient sie meint, *nicht understaten*, sondern, wenn er kann, sogar noch verstärken.

Klient: »Ich habe in X und Y durch A, B und C gute Arbeit geleistet.«
Therapeut: »Sie haben Außerordentliches geleistet.«

Das bedeutet: Der Therapeut greift *nur* die zentralen Aspekte auf und lässt alles andere weg. Der Therapeut konzentriert sich auf die wesentlichen Aspekte und betont oder verstärkt die positive Botschaft. Der Therapeut geht *nicht* auf Situationen o. ä. ein, sondern nur auf die *Bewertung*. Denn nur darum geht es!

Ein Therapeut kann aber auch mit Hilfe von Komplementarität *auf bestimmte Themen steuern*. Das sollte er auch immer wieder tun, indem er *Marker* setzt und den Klienten auffordert, sich mit Themen oder Fragestellungen auseinander zu setzen und das bis *an die Kante des Möglichen*.

Zum Beispiel kann ein Therapeut Folgendes tun:

- Klient: »Ich habe in X, Y und Z das gesehen, dieses getan und hatte jene Effekte, obwohl andere mir Steine in den Weg gelegt haben.«
- Therapeut: »Sie haben trotz aller Widerstände Außerordentliches geleistet. Wie war das für Sie, dass andere Sie behindert haben?«
- Klient: »Ach, das war nicht so schlimm.«
- Therapeut: »Nun, ich denke, dass es schon große Hindernisse waren, sonst hätten Sie das gar nicht erwähnt. Wie war das, derart behindert zu werden?«
- Klient: »Nun ja, das hat mich schon geärgert.«

Der Therapeut nutzt Komplementarität, um eine Spur aufzunehmen und vertiefende Fragen »zu platzieren« und steuert den Klienten so auf relevante Verarbeitungsprozesse.

Wie an dem Beispiel deutlich wird, gibt es hier aber ein wichtiges *allgemeines* Prinzip.

Ein Therapeut sollte

- immer *erst* ein komplementäres Statement machen,
- dann erst steuern, Marker setzen u.ä.

Komplementarität zum Wichtigkeitsmotiv

Was ein Klient mit hohem Wichtigkeitsmotiv vor allem nicht will, ist ignoriert zu werden, keine Aufmerksamkeit zu bekommen oder Signale, dass andere Aspekte wichtiger sind als er selbst. Z. B. können Klienten »getriggert« sein, wenn Therapeuten gegen Ende der Stunde auf die Uhr schauen, weil sie sich dann mit dem Ende der Stunde und nicht mit dem Klienten befassen. Hier sollte der Therapeut einfach die Uhr so positionieren, dass der Klient gar nicht sehen kann, wenn der Therapeut auf die Uhr schaut. Kommt der Therapeut zu spät, sollte er sich massiv entschuldigen. Muss er eine Stunde absagen, muss er deutlich machen, dass er dafür nichts kann und dass er es bedauert u.ä.

Auch hier sollte ein Therapeut so weit wie möglich (s. o.) versuchen, die Schemata des Klienten nicht zu triggern oder, wenn er es tut, »den Schaden zu reparieren«. Klienten mit hohem Wichtigkeitsmotiv reagieren auf eine Schema-Aktivierung oft noch heftiger als Klienten mit hohem Anerkennungsmotiv.

Ein Therapeut kann einem Klienten, der ein hohes Wichtigkeitsmotiv aufweist, nicht signalisieren, dass er *in seinem Leben* eine wichtige Rolle spielt oder dass er ohne ihn nicht leben kann. Da Klienten aufgrund ihrer Schemata solche Botschaften aber dennoch manchmal »hören«, ist es erforderlich, dass ein Therapeut manchmal *explizit* sagt, was genau er meint und was nicht (z. B.: »Sie sind mir als Klientin wichtig und daher möchte ich gut verstehen, was genau Sie denken.«; »Ich bin in der Stunde gerne für Sie da, ich stehe aber darüber hinaus meinen Klienten nicht zur Verfügung.«).

Ein Therapeut kann jedoch vieles andere signalisieren:

- Er kann dem Klienten *zuhören und ihn wahrnehmen*, indem er ihm folgt, ihn aber auch durch Fragen unterbricht, die zeigen, dass er ihm folgt, dass er Aspekte wissen will, dass er ganz bei ihm ist.
- Er kann den Klienten *sehr ernst nehmen*: sein Leiden, seine Probleme, auch sein Jammern, seine Geschichten u. a.
- Er kann ihm *uneingeschränkte Aufmerksamkeit* geben: durch Blickkontakt, durch Körperhaltung, durch Stimmlage; dadurch, dass er eine Uhr so stellt, dass der Klient nicht sieht, dass er sie im Blick hat; dadurch, dass er sich nicht ablenken lässt usw.
- Er kann signalisieren, dass er den Klienten sehr gut versteht *und sich stark um Verstehen bemüht*.
- Wenn der Klient Kritik äußert, geht er sofort darauf ein, bemüht sich zu verstehen, was genau der Klient meint und was er möchte.
- Er kann versuchen, sich alle relevanten Aspekte zu merken, um dem Klienten deutlich zu machen, dass ihm die Inhalte wichtig sind.
- Er kann signalisieren, dass ihm der Klient *als Klient* wichtig ist, dass er sich für ihn und seine Inhalte interessiert, dass er sich nicht langweilt, nicht ermüdet, nicht irritiert ist u.ä.
- Er kann dem Klienten Respekt zollen, indem er sich entschuldigt, wenn er zu spät kommt, einen Termin absagen muss etc. und deutlich macht, dass ihm das leid tut, er aber leider nicht anders kann.

Die Komplementarität zum Anerkennungsmotiv wird vor allem explizit verbal vermittelt; dagegen wird die Komplementarität zum Wichtigkeitsmotiv *in hohem Maße implizit nonverbal vermittelt*: Der Therapeut konzentriert sich völlig auf die Klienten, versucht, alles mitzubekommen, viele Signale zu geben, die ausdrücken »Ich bin da.«, »Ich höre zu.«, »Ich bin total aufmerksam.«, »Ich nehme Sie völlig ernst.« u. ä. Während der Therapiestunde ist der Klient für den Therapeuten das *Zentrum des Erlebens und Handelns* und das genau muss der Klient spüren. Natürlich genügt das oft nicht: Der Therapeut muss immer wieder auch *explizit verbal äußern*, wie wichtig ihm die Arbeit mit dem Klienten ist, wie sehr er sich für die Themen interessiert, wie wesentlich es für ihn ist, den Klienten zu verstehen usw.

Ein Therapeut sollte daher auch die Wichtigkeit des Klienten durch *nonverbale Signale* deutlich machen, indem

- er seinen Körper dem Klienten zuwendet,
- er mit dem Körper nach vorne geht, wenn der Klient etwas besonders Wichtiges äußert,
- er einen interessierten Gesichtsausdruck realisiert,
- er nicht gähnt, keine Zeichen von Unruhe oder Langeweile zeigt u. ä.

Beispiele zur Komplementarität zum Wichtigkeitsmotiv

Zunächst einmal macht der Therapeut durch Blickkontakt, zugewandte Körperhaltung und interessiertem Gesichtsausdruck deutlich, dass er sich in hohem Maße für den Klienten und dessen Themen interessiert.

Er fragt auch oft nach, nicht weil er Inhalte klären will, sondern weil er dadurch *Interesse* signalisiert.

Ein Therapeut sollte auch in hohem Maße paraverbale Botschaften senden wie »hmm«, »ja«, »aha« u. a., um den Klienten immer zu signalisieren, dass er aufmerksam ist, zuhört, »dabei« ist. Auch sollte der Therapeut oft paraphrasieren, denn auch dadurch zeigt der Therapeut, dass er dabei ist und nah an den Klienten-Inhalten bleibt.

Er sollte aber auch nachfragen, deutlich machen, dass er bestimmte Aspekte noch nicht verstanden hat, *dass es ihm aber sehr wichtig ist, diese Aspekte (besser) zu verstehen*.

Ein Therapeut darf eine Person auch durchaus unterbrechen, denn unterbrechen an sich ist nicht das Problem. Die Frage ist, wie und womit man unterbricht! Der Therapeut bleibt dabei zugewandt, höflich, freundlich und macht deutlich, dass er den Klienten unterbricht, weil

- er bestimmte Aspekte noch besser verstehen will,
- er bestimmte Aspekte so wichtig findet, dass er sie nicht verlieren will u. ä.

Bei einem solchen Vorgehen reagiert ein Klient *positiv* auf Unterbrechungen. Der Therapeut sollte solche Botschaften aber auch häufig *explizit* machen, z. B. sagen:

- »Es ist mir sehr wichtig, Sie da ganz genau zu verstehen.«
- »Diesen Aspekt finde ich besonders interessant.«

- »Ich frage Sie das nicht, um Sie zu stören, sondern weil ich diesen Punkt besonders wichtig finde.«

Auch hier sollte der Therapeut durch Marker steuern: Er stellt vertiefende Fragen, versucht, die Perspektive des Klienten zu internalisieren usw. Dies erweist sich bei Klienten mit hohem Wichtigkeitsmotiv als schwieriger als bei Klienten mit Anerkennungsmotiv.

Klienten mit hohem Wichtigkeitsmotiv wollen viel Aufmerksamkeit und deshalb kann es sein, dass sie viel reden. Dann sollte der Therapeut *hohe Präsenz zeigen*, also deutlich machen, dass er auch da ist, etwas sagen und gehört werden möchte! Daher macht der Therapeut dann viele Verbalisierungen, stellt Fragen usw., d. h. er lässt den Klienten *nicht monologisieren*.

Komplementarität zum Verlässlichkeitsmotiv

Klienten mit Verlässlichkeitsmotiv wollen auf keinen Fall, dass eine Beziehung in Frage gestellt wird: Wenn ein Therapeut einen Termin verlegt, eine Stunde absagt, etwas, was der Klient tut, nicht gut findet (wie z. B. Geschenke mitbringen), dann muss der Therapeut völlig klar machen, dass das alles gar keinen Einfluss auf die therapeutische Beziehung hat. Das sollte er explizit sagen und zwar mehrmals!

Sich im Therapieprozess zum Verlässlichkeitsmotiv komplementär zu verhalten, ist nicht einfach, denn »Verlässlichkeit« ergibt sich im Grunde vor allem aus dem *Fehlen* von Beziehungsabbruch-Bedrohungen: Daher kann ein Therapeut eher über die Zeit hinweg deutlich machen, dass er die Beziehung als stabil ansieht. Er kann aber nur schwer diese Botschaft durch gezielte Interventionen vermitteln. Der Therapeut kann hier auch nicht vermitteln, dass er die Beziehung zum Klienten nie kündigen wird, denn die therapeutische Beziehung ist per definitionem eine vorübergehende. Der Therapeut kann also nur verlässlich sein im Rahmen der therapeutischen Beziehung und so lange diese dauert.

Der Therapeut kann deutlich machen,

- dass er von sich aus die therapeutische Beziehung weiterführen will,
- dass ihm etwas an der Fortsetzung liegt,
- dass er die Beziehung nicht von sich aus »kündigen« wird etc.

Vor allem kann der Therapeut aber dem Klienten erlebbar machen,

- dass keine negativen Beziehungskonsequenzen drohen, wenn ein Klient sich nicht erwartungskonform verhält,
- dass ein Therapeut (in Phase 1) alle Inhalte akzeptiert, nie sauer oder ablehnend reagiert, immer freundlich und zugewandt bleibt,
- dass Konfrontationen durch den Therapeuten die Beziehung in gar keiner Weise belasten,
- dass die therapeutische Beziehung belastbar ist usw.

Selbst wenn der Klient sich nicht von sich aus traut, die Belastbarkeit der Beziehung zu testen, kann der Therapeut dies durch Konfrontationen deutlich machen: Er konfrontiert den Klienten (in Phase 2) und macht dabei gleichzeitig klar, dass

- er weiterhin zugewandt bleibt,
- er den Klienten weiterhin schätzt,
- er weiterhin mit dem Klienten arbeiten will.

Beispiele für eine Komplementarität zum Verlässlichkeitsmotiv

Wie gesagt ist Verlässlichkeit aktiv schwer zu vermitteln, da Verlässlichkeit ja im Wesentlichen die *Abwesenheit* von Verlassensintentionen ist.

Der Therapeut sollte aber davon ausgehen, dass die Schemata der Klienten diesen suggerieren, der Therapeut könne die (therapeutische) Beziehung jederzeit kündigen oder leichte Unstimmigkeiten könnten schon zu einem Beziehungsabbruch führen.

Der Therapeut sollte also Aussagen im Hinblick auf diese Schemata machen, d. h. auch dann eine Verlässlichkeit betonen, wenn faktisch dazu gar kein Anlass besteht.

Z. B. fragt der Therapeut den Klienten danach, wie ein Partner ein bestimmtes Handeln des Klienten bewertet:

Therapeut: »Was glauben Sie denkt Ihr Partner darüber, wenn Sie XY tun?«. Dann nutzt der Therapeut diese an sich harmlose Frage dazu, eine Verlässlichkeitsbotschaft zu geben, nicht weil der Kontext das nun erfordern würde, sondern weil das Schema des Klienten »gestoppt« werden soll, z. B.: Therapeut: »Ich fragen Sie das nur, um zu verstehen, was zwischen Ihnen abläuft. Sie können hier gar nichts Falsches sagen, alles ist in Ordnung«, »Sie müssen sich keine Gedanken darüber machen, wie ich Ihre Antwort finden werde. Ihre Antwort ist auf alle Fälle ok und wird nichts an unserer therapeutischen Beziehung ändern« oder »Selbst, wenn Ihnen die Antwort peinlich sein sollte, wird das an unserer Beziehung nichts ändern.«

Es ist besonders wichtig, dass ein Therapeut vor allem dann deutlich macht, dass die Beziehung nicht belastet wird und nicht tangiert ist, wenn Inhalte dem Klienten *tatsächlich* peinlich oder unangenehm sind oder wenn ein Klient mal wirklich unkooperativ oder kritisch sein sollte. An dieser Stelle kann ein Therapeut sogar loben: »Ich finde es gut, wenn Sie jetzt sagen dass Sie das nicht wollen, denn ich finde gut, dass Sie zu dem stehen, was Sie wollen. Dann schauen wir, was wir stattdessen machen können.«

Komplementarität zum Solidaritätsmotiv

Solidarität des Therapeuten mit dem Klienten im Rahmen der therapeutischen Regeln bedeutet, dass der Therapeut *im Hinblick auf ein Prozessziel auf der Seite des Klienten steht*: Es geht dem Therapeuten darum, dass es dem Klienten letztlich besser geht und dass er besser als bisher mit Situationen und Anforderungen umgehen kann.

Da ein Therapeut in der Therapie irgendwann mal Inhalte des Klienten in Frage stellen muss, den Klienten konfrontieren muss u. a., kann ein Therapeut nicht

»uneingeschränkte Solidarität« in dem Sinne realisieren, dass er den Klienten immer schont oder »in Watte packt«. Ich würde daher auch gerne von »Loyalität« sprechen: Der Therapeut tut alles, was er tut, *für* den Klienten und sollte *genau das* auch deutlich machen.

Der Therapeut macht deutlich, dass er im Hinblick auf das Ziel oder im Hinblick auf die therapeutische Arbeit immer auf der Seite des Klienten steht und dass es ihm immer darum geht, etwas zu tun, was dem Klienten hilft. Er tut nie etwas, was dem Klienten schadet, er verwendet keine Informationen gegen den Klienten und er lässt Klienten »nicht ins offene Messer laufen«.

»Auf der Seite des Klienten zu sein« bedeutet dann aber auch, den Klienten *konfrontieren* zu können, wenn dies dem Klienten nützen kann. Und genau das muss der Therapeut deutlich machen: Um dem Klienten zu helfen, muss der Therapeut auch unangenehme Dinge sagen können, unangenehme Fragen stellen können usw. Aber deutlich muss dabei werden, *dass sich das nicht gegen den Klienten richtet*, sondern dass der Therapeut das tut, um dem Klienten zu nützen.

Der Therapeut sollte versuchen zu vermeiden, dass er den Eindruck macht, er könne sich mit anderen gegen den Klienten solidarisieren: Der Therapeut kann veranlasst sein, den Klienten z. B. zu fragen, was er zu einem Beziehungskonflikt beiträgt. Dann sollte er aber deutlich machen, dass es ihm *nur* darum geht, besser zu verstehen, was zwischen den Interaktionspartnern passiert, nicht darum, dem Klienten »den schwarzen Peter zuzuschieben«.

Die Devise ist: Besser einmal zu viel kommentieren und erläutern als einmal zu wenig!

Beispiele zur Komplementarität zum Solidaritätsmotiv

Der Therapeut sollte den Klienten durch seine therapeutische Arbeit erkennen lassen,

- dass es ihm *um den Klienten* geht und nicht etwa darum, den Klienten für den Job oder für andere »fit« zu machen;
- dass es dem Therapeuten darum geht, dass es letztlich *dem Klienten* besser geht, auch dann, wenn der Therapeut den Klienten mit unangenehmen Inhalten konfrontiert;
- dass der Therapeut auf der Seite des Klienten steht, auch dann, wenn er z. B. die Anteile des Klienten an einem Interaktionsproblem klärt.

Der Therapeut kann solche Aspekte bei Klienten mit hohem Solidaritätsmotiv auch *explizit* deutlich machen, z. B. durch Statements wie:

- »Ich würde Sie gerne mal auf etwas aufmerksam machen: Ich tue das nicht, um Sie zu ärgern, sondern weil ich denke, das könnte Ihnen nützlich sein.«
- »Sie sagen, Sie werden von X gemobbt, aber wir sollten vielleicht mal versuchen zu verstehen, was zwischen Ihnen und X abläuft. Aus meiner Erfahrung hilft das sehr oft, besser mit dem Problem umzugehen.«

Auf diese Weise macht der Therapeut explizit deutlich:

- »Meine Intervention ist nicht gegen Sie gerichtet.«
- »Letztlich soll sie Ihnen helfen, das Problem effektiver zu lösen.«
- »Auch wenn es auf den ersten Blick nicht so aussehen mag, so bin ich doch auf Ihrer Seite.«

Komplementarität bedeutet hier, dass ein Therapeut signalisiert, dass er dem Klienten gegenüber *loyal* ist, auf der Seite des Klienten steht, um dem Klienten zu helfen, dem Klienten niemals schaden will und ihn auch nicht im Stich lassen wird, sich jedoch auch nie mit dem Klienten gegen Dritte solidarisieren kann

Explizite Kommentare des Therapeuten sind vor allem dann wichtig, wenn ein Klient eine Solidarisierung gegen Dritte explizit oder implizit erwartet.

Wenn ein Klient über einen Streit mit seiner Partnerin berichtet, kann er z. B. erwarten, dass der Therapeut »seine Partei ergreift«. Dann sollte der Therapeut seine Position kommentieren: »Wissen Sie, Herr X, ich merke, wie stark der Streit Sie belastet. Ich werde Ihnen sehr gerne dabei helfen, besser zu verstehen, warum er Sie belastet und herausfinden, was Sie tun können.« Dies kann ein Therapeut des Öfteren explizit mitteilen.

Der Therapeut kann außerdem sagen: »Ich denke, Sie hätten gerne, dass ich hier Ihre Partei ergreife. Das ist verständlich. Ich möchte Sie aber lieber dadurch unterstützen, dass ich Ihnen helfe, den Konflikt zu verstehen und gut damit umzugehen.«

Besteht der Klient dann dennoch auf einer »Verbrüderung«, dann kann ein Therapeut erläutern: »Ich glaube, dass es sich gut anfühlen würde, wenn ich Partei für Sie und gegen Ihre Frau ergreife. Ich denke aber, dass damit das Problem nicht gelöst ist und genau dabei möchte ich Ihnen helfen: das Problem zu lösen.«

Stellt der Therapeut eine unangenehme Frage oder konfrontiert er den Klienten, dann kann ein Gespräch z. B. so ablaufen:

- Therapeut: »Ich sage das nicht, um Sie zu ärgern, sondern weil ich denke, dass das ein wichtiger Aspekt sein könnte und ich möchte nicht, dass wir wichtige Aspekte außer Acht lassen. Denn ich will auf Ihrer Seite sein und Ihnen effektiv helfen. Ich bin voll auf Ihrer Seite, wenn es um die Lösung von Problemen geht. Ich kann aber keine Position gegen Ihre Frau einnehmen, denn dadurch klären wir den Konflikt ja nicht.«
- Klient: »Aber sehen Sie das nicht genau so?«
- Therapeut: »Nein. Ich versuche zu klären, was bei Ihnen passiert, damit *Sie* besser mit dem Konflikt klarkommen. Wenn ich das einfach nur so sehen würde wie Sie, könnte ich Ihnen nicht mehr helfen.«
- Klient: »Aber das würde mir helfen.«
- Therapeut: »Ja, sicherlich würde Ihnen das vom Gefühl her guttun, aber Sie hätten damit ja noch keine Lösung, der Streit würde dann einfach nur weiterlaufen. Wollen Sie das wirklich?«

Komplementarität zum Autonomie-Motiv

Gibt der Therapeut einen Rat oder macht er einen Vorschlag (»Gucken Sie mal, ob Ihnen dazu etwas einfällt.«), dann kann ein Klient mit hohem Autonomie-Motiv das schon als »Bevormundung« erleben. Daher sollte ein Therapeut immer deutlich machen, dass es nur ein Vorschlag ist und der Klient immer die Freiheit hat, es nicht zu tun und dass das ok wäre.

Klienten mit hohem Autonomie-Motiv sind »reaktanz-empfindlich«, d. h. sie reagieren auf alles, was sie als Einschränkung ihrer Autonomie empfinden, *reaktant* (»Das geht erst recht nicht.«). Außerdem erleben sie Statements von Interaktionspartnern sehr schnell als einschränkend, weil sie aufgrund ihrer Schemata hoch sensibilisiert sind.

Autonomie-Botschaften sind solche, die dem Klienten Entscheidungsfreiheiten geben bzw. Entscheidungen erlauben, die betonen, dass eine Person immer die Freiheit hat, »nein« zu sagen, dass *sie* letztlich immer entscheidet, was sie tun will und dass sie eben selbst über ihr Leben entscheidet. Die Botschaft besteht darin zu signalisieren, dass man das erkennt und akzeptiert.

Nun haben Interventionen, zwar in unterschiedlich hohem Ausmaß, jedoch fast durchweg einen direktiven, steuernden Charakter. Dies kann eine Person mit hohem Autonomie-Motiv bereits als Einschränkung ihrer Freiheitsgrade auffassen.

Therapeutisch ist es prinzipiell wesentlich, dass Therapeuten den Klienten-Prozess konstruktiv steuern, daher sollten die Therapeuten den Klienten nur dann derart hohe Freiheitsgrade einräumen, wenn die Klienten dies benötigen. Viele Klienten *wollen* jedoch gesteuert werden und das sollte ein Therapeut dann auch tun. Bei Klienten mit hohem Autonomie-Motiv stößt man aber mit Steuerung schnell »an die Kante des Möglichen«. Das bedeutet dann für den Therapeuten, dass er sich stärker komplementär verhalten muss.

Klienten mit hohem Autonomie-Motiv werden aber bereits schnell reaktant, *wenn sie nur den Eindruck haben*, dass ein Therapeut ihre Freiheiten einschränken könnte. In diesem Fall muss ein Therapeut darauf reagieren, denn eine Provokation von Reaktanz beeinträchtigt stark den Therapieprozess und »bucht dem Therapeuten Beziehungskredit ab«.

Das prinzipielle Vorgehen zur Komplementarität besteht darin, dem Klienten deutlich zu machen, dass ein Therapeut Vorschläge machen muss, dass er steuern muss, dass aber in jedem Fall der Klient letztlich darüber entscheidet und entscheiden kann, was er davon umsetzen will und was nicht.

Solche Arten von Strategien werden auch »therapeutische Doppelbotschaften« genannt: Der Therapeut macht deutlich, dass es ein »Ja-aber« gibt, der Klient hier dennoch frei entscheiden kann (das ist auch immer so, nur meist ist es nicht erforderlich, das zu betonen).

Beispiele zur Komplementarität zum Autonomie-Motiv

Eine Komplementarität zum Autonomie-Motiv bedeutet, dass ein Therapeut dem Klienten explizit Botschaften gibt, die *widerspruchsermöglichend* sind, z. B.:

- Der Therapeut bittet den Klienten um Erlaubnis: »Wenn Sie erlauben, würde ich Ihnen gerne eine Frage stellen.«
- Der Therapeut macht deutlich, dass der Klient widersprechen kann: »Korrigieren Sie mich, wenn ich mich irre, ich denke, dass ...«
- Der Therapeut macht deutlich, dass der Klient die Intervention ignorieren darf: »Wenn Sie die Frage nicht beantworten möchten, ist das völlig ok.«
- Der Therapeut macht deutlich, dass der Klient die Entscheidung trifft: »Dies ist nur ein Vorschlag, aber letztlich können Sie entscheiden, ob Sie den umsetzen möchten.«
- Der Therapeut macht deutlich, dass ein Klient sich weigern darf, einer Intervention zu folgen, einer Spur zu folgen, einen Aspekt zu klären, ein Problem zu bearbeiten und dass das *zwei* Konsequenzen haben wird:
    - Auf der Beziehungsebene wird der Therapeut das völlig akzeptieren, der Therapeut bleibt zugewandt und ändert seine Beziehung nicht – er akzeptiert die Entscheidung des Klienten.
    - Auf der Inhalts- oder Bearbeitungsebene kann die Entscheidung des Klienten aber logischerweise schon Konsequenzen haben: Denn bearbeitet der Klient ein Problem nicht, dann kann er es auch nicht lösen. Klärt er Inhalte nicht, dann werden sie auch nicht klar. Dieser Aspekt ist sachimmanent! Das sollte dem Klienten deutlich sein und *damit* sollte der Therapeut den Klienten dann auch konfrontieren.

Aber der Therapeut akzeptiert es auch, wenn der Klient dieses Risiko dann in Kauf nehmen will. Allerdings: Für die Folgen dieser Entscheidung muss dann der *Klient* die Verantwortung übernehmen. Der Therapeut kann unmöglich für eine Entscheidung des Klienten verantwortlich sein. Auch das sollte dem Klienten dann klar sein.

Die therapeutische Doppelbotschaft heißt hier also: »Ja, ich mache Ihnen einen Vorschlag, aber Sie dürfen ihn ablehnen. Aber falls Sie ihn ablehnen, könnte das therapeutische Konsequenzen haben, die Sie dann akzeptieren müssen.«

Komplementarität zum Grenzen/Territorialitätsmotiv

Komplementarität bedeutet hier, dass ein Therapeut versuchen sollte, nicht ungefragt bzw. nicht ohne Erlaubnis des Klienten bestimmte Inhaltsbereiche anzusprechen: Eine Frage kann vom Klienten als »grenzüberschreitend« wahrgenommen werden (»Das geht den Therapeuten nichts an.«), aber auch schon Verbalisationen können »zu weit gehen«. Dies kann bei Klienten mit sehr starkem Grenzmotiv schnell passieren, denn diese Klienten sind »grenzverletzungsempfindlich«.

Hier sollte ein Therapeut hoch sensibel sein und darauf achten, ob der Klient auf eine scheinbar »harmlose« Frage verstimmt oder verärgert reagiert oder sein Verhalten ändert: Dann sollte der Therapeut sich fragen, ob der Klient hyper-sensibel auf Grenzverletzungen reagiert. Es ist sinnvoll, dass ein Therapeut sich darauf schnell und weitgehend einstellt, denn ansonsten kann er sehr schnell sehr viel Beziehungskredit verlieren.

Das Problem zu Beginn der Therapie kann darin liegen, dass ein Therapeut die »Grenz-Definitionen« des Klienten noch nicht kennt (und nicht kennen kann) und daher durch Interventionen manchmal völlig unbeabsichtigt zu weit geht. Er kann sich zwar bemühen, das zu vermeiden, da er aber kein Telepath ist, wird ihm das mit Sicherheit nicht immer gelingen.

Meist ist es für Therapeuten nicht so schwierig, das Problem zu erkennen, denn wenn eine Intervention des Therapeuten dem Klienten zu weit geht, dann wird er nicht einfach vermeiden: In aller Regel wird er *emotional* reagieren – verstimmt sein, beleidigt sein, ärgerlich reagieren, schroff antworten u.ä. Solche Indikatoren zeigen mit hoher Wahrscheinlichkeit ein Grenzproblem an.

Beispiele für Komplementarität zum Grenzmotiv

Ein Therapeut sollte, wenn er bemerkt, dass ein Klient eine Grenze markiert, deutlich machen: »Es ist völlig ok, wenn Sie Grenzen setzen und deutlich machen, dass Sie bestimmte Dinge noch nicht ansprechen möchten. Ich möchte Ihre Grenzen auch respektieren und sie nicht überschreiten. Ich werde mich auch bemühen, dies nicht zu tun. Aber ich bin kein Telepath und daher weiß ich manchmal nicht, wo eine Grenze ist. Sollte ich deshalb eine Grenze überschreiten, bitte ich Sie um Entschuldigung und ich bitte Sie, mir das deutlich zu machen. Ich werde das dann sofort respektieren.«

Sollte der Therapeut tatsächlich eine Grenze überschreiten (und der Klient unter Umständen ärgerlich reagieren), sollte ein Therapeut sich dafür entschuldigen: »Das tut mir leid. Offenbar bin ich mit dieser Frage zu weit gegangen. Das war nicht meine Absicht. Ich respektiere selbstverständlich, wenn Sie das nicht beantworten wollen. Und ich finde es sehr gut, wenn Sie mir die Grenze markieren.«

Beim Grenzmotiv kann es sein, dass Klienten manchmal über eine Grenzüberschreitung ärgerlich sind, sich aber nicht trauen, das offen zu thematisieren. Bemerkt der Therapeut, dass ein Klient ärgerlich, genervt u.ä. reagiert, sollte er es *von sich aus* thematisieren: »Es ist mein Eindruck, dass ich Sie durch meine Frage genervt/verärgert habe. Falls das so ist, wäre es gut, wenn Sie mir sagen würden, was genau Sie nervt/verärgert.«

Es kann nun sein, dass der Klient diese Frage *nicht* offen beantwortet, sondern sagt: »Nein, es ist alles ok.« Dann sollte sich der Therapeut klarmachen, dass eine Klärung hier nicht nötig ist: Es genügt auf der *Beziehungsebene*, dass der Therapeut signalisiert, dass er aufmerksam ist und das Problem mitbekommt. Also erwidert der Therapeut: »Ok, dann habe ich mich geirrt. Alles ok.«

Sollte der Therapeut aber schon den Verdacht haben, er habe eine Grenze überschritten, dann kann er eine solche Vermutung auch formulieren: »Mein Eindruck ist, meine Frage hat Sie verärgert. Kann es sein, dass ich damit eine Grenze überschritten habe?« Stimmt der Klient zu, kann der Therapeut so reagieren wie oben beschrieben. Sagt der Klient, das sei nicht so, nimmt der Therapeut dies wieder an und lässt es stehen.

Bei aller Komplementarität des Therapeuten ist es wichtig, dass ein Klient lernt,

- dass er seine Grenzen schützen darf,
- dass der Therapeut sich bemühen wird, das zu tun,
- dass der Klient aber seine Grenzen letztlich auch markieren muss, da er nicht erwarten kann, dass ein Interaktionspartner ein Telepath ist!

Darauf kann ein Therapeut immer wieder hinweisen: »Ich will gerne Ihre Grenzen respektieren, das kann ich aber nur, wenn Sie mir signalisieren, wo eine Grenze ist.« oder »Ich bin nicht sicher, ob ich immer erkennen kann, wo Sie eine Grenze setzen, daher bitte ich Sie, mir das jeweils zu signalisieren.«

7 Umgang mit Manipulation

Klienten können Therapeuten gegenüber jederzeit zu manipulieren versuchen: Nicht, weil sie »bösartig« sind, sondern weil sie das so gelernt haben. Oft bemerken sie das nicht einmal mehr. Der Therapeut sollte das als »normales Handeln« wahrnehmen und grundsätzlich nach der Devise handeln »Der Versuch ist nicht strafbar, aber zwecklos.« D. h. der Therapeut bleibt zugewandt, ist nicht aggressiv o. ä., macht aber klar, dass er sich nicht manipulieren lassen wird.

Bei der Konzeption von Persönlichkeitsstörungen hat Sachse (2019a) zwei Handlungsebenen unterschieden:

1. Die *authentische* Handlungsebene, auf der die Person so handelt, dass ein Partner die interaktionellen Ziele der Person durchschauen kann.
2. Die *manipulative* Handlungsebene, auf der die Person ihre tatsächlichen interaktionellen Ziele in ihrem Handeln verschleiert oder andere Ziele vorgibt, sodass der Partner die tatsächlichen Ziele nur schwer oder gar nicht erkennen kann.

Manipulatives Handeln spannt den Interaktionspartner ein und veranlasst ihn dazu, Dinge zu tun, die er normalerweise nicht tun würde. Dabei ist sein Handeln intransparent, d. h. er »tarnt« seine tatsächlichen interaktionellen Ziele und gibt stattdessen Ziele aus, die er gar nicht verfolgt.

Damit erzeugen die Klienten in normalen Interaktionen oft (massive) Probleme. Daher sollte sich ein Therapeut den manipulativen Handlungen gegenüber (bis auf Ausnahmen, s. u.) *nicht* komplementär verhalten. Denn dadurch besteht die Gefahr, dass das dysfunktionale Handeln dadurch verstärkt wird und/oder dass der Therapeut im Prozess damit eigene Therapieziele sabotiert!

> Es gibt unter bestimmten Umständen Ausnahmen: Ein Therapeut darf sich dann zur Spielebene komplementär verhalten, wenn
>
> - es keine Alternative dazu gibt und ein nicht-komplementäres Handeln die Beziehung gefährden würde,
> - der Therapeut sich bewusst für ein solches Handeln entscheidet (das soll verhindern, dass der Therapeut »in Spiele verwickelt« wird) und
> - der Therapeut dieses Handeln nur so lange ausführt, wie es notwendig ist.

Und vor allem

- wenn die Komplementarität wichtige weitere Therapieziele nicht sabotiert und
- wenn man annehmen kann, dass das komplementäre Handeln *das Motiv sättigt*, also zu einer Reduktion der Zentralität des Motivs führt. D. h. das Einfordern der Befriedigung nimmt ab und nicht (wie nach lerntheoretischen Prinzipien) zu!

Bei bestimmten Images und Appellen zeigt die Therapieerfahrung ganz eindeutig, dass eine Komplementarität deren Auftretenswahrscheinlichkeit *senkt*: Offenbar funktioniert dieses Handeln nach motivationstheoretischen Prinzipien und nicht nach lerntheoretischen: Das Verhalten wird »gesättigt«, nicht verstärkt.

Das ist z. B. beim Anerkennungsmotiv gegeben bei Images wie:

- Ich bin toll.
- Ich bin erfolgreich.
- Ich bin intelligent usw.

Und es ist gegeben bei Appellen wie:

- Lobe mich!
- Bestätige mich!
- Finde mich toll u.ä.

Verhält der Therapeut sich dazu eine Zeit lang konsequent komplementär, nimmt dieses Handeln, d. h. das manipulative Handeln des Klienten dem Therapeuten gegenüber, signifikant ab.

Genau das will der Therapeut, denn solange der Klient in einem solchen »Angebermodus« ist, kann der Klient sich nicht Problemen, Selbstzweifeln u. a. stellen: Er kann/will auch keine Klärungsprozesse realisieren oder das nur sehr begrenzt tun.

Der Klient hört damit auf, wenn er durch die Komplementarität des Therapeuten die Erfahrung gemacht hat, dass der Therapeut seine Stärken, Fähigkeiten usw. sieht, dass er sie auch dann sehen wird, wenn er über seine Probleme spricht, dass er das dem Therapeuten nicht ständig beweisen muss.

Dann hat der Klient Vertrauen zum Therapeuten, d. h. er kann glauben, dass er die Annahmen, die in seinen dysfunktionalen Selbst- und Beziehungsschemata stehen, *nicht auf den Therapeuten zutreffen*. Daher kann er dann dem Therapeuten gegenüber mit den Images und Appellen aufhören und sich Problemen zuwenden, wodurch eine konstruktive Therapie ermöglicht wird.

Der Therapeut sollte aber bedenken, dass Images und Appelle »nie auf null absinken«. Auch Personen ohne PD senden ab und zu Images und Appelle, das ist normal und ok. Der Klient hört damit erst einmal *nur dem Therapeuten gegenüber auf*,

7 Umgang mit Manipulation

weil er dem nun vertraut; anderen Interaktionspartnern gegenüber macht er damit aber erst einmal weiter.

Es gibt aber auch Manipulationen, zu denen sich ein Therapeut *auf keinen Fall* komplementär verhalten sollte, weil sie nach einem »Foot-in-the-door«-Prinzip funktionieren: Jedes Entgegenkommen des Therapeuten führt dazu, dass die Manipulation stärker, heftiger, nachdrücklicher usw. wird. Das bedeutet, der Therapeut verstärkt das Verhalten *und* er sabotiert seine eigenen Therapieziele.

Dies sind vor allem Manipulationen, *die gegen therapeutische Regeln verstoßen*, d. h. die den Therapeuten veranlassen sollen, etwas zu tun, was er aufgrund der therapeutischen Regeln nicht tun sollte. Dies sind z. B.:

- Sondertermine,
- besonders lange Sitzungen,
- Einladungen oder Beziehungsangebote,
- Grenzüberschreitungen oder
- Bitten an den Therapeuten, etwas für den Klienten zu tun (wie Anrufe machen, dem Partner Informationen geben, Gefälligkeitsgutachten schreiben u. a.).

Geht ein Therapeut auf solche Manipulationen ein, beeinträchtigt das signifikant die Therapie und der Therapeut wird immer stärker in die Manipulation *verstrickt*, d. h. es wird immer schwieriger, wieder auszusteigen.

Macht der Therapeut dem Klienten deutlich, dass er etwas Bestimmtes nicht tun wird, geht er folgendermaßen vor:

- Er macht transparent, was der Klient von ihm erwartet (möglichst widerspruchsermöglichend): »Sie möchten von mir, dass ich Ihnen am Wochenende Termine anbiete.«
- Er macht deutlich, dass ihn das nicht ärgert, er zugewandt bleibt, unter Umständen sogar Verständnis dafür hat: »Ich kann verstehen, dass Sie das gerne hätten und dass Ihnen das gut tun würde.«
- Dann macht er das »Aber« deutlich. Dabei ist er völlig *deutlich*, klar, explizit; er sagt dem Klienten direkt, was er tun wird und was nicht. Auf der Beziehungsebene bleibt der Therapeut immer freundlich, ist auf der Inhaltsebene jedoch »glasklar« (keine indirekten, verschlüsselten Botschaften o. a. senden).
- Der Therapeut sagt, dass er so etwas grundsätzlich nicht tut und dass das mit diesem Klienten gar nichts zu tun hat: »Ich mache grundsätzlich keine Termine für Klienten am Wochenende.«
- Er kann darüber hinaus sagen, *was* er anbietet: »Ich stelle Ihnen gerne einen Termin pro Woche zur Verfügung.«
- Dies kann er, wenn er will, *erläutern oder kurz begründen*: »Ich mache Psychotherapie, aber keine Krisenintervention.«
- Er »verkündet« aber eine Entscheidung und macht deutlich, dass diese *nicht verhandelbar* ist und er *diskutiert sie auch nicht* mit dem Klienten.
- Akzeptiert der Klient diese Entscheidung nicht, macht er dies zum Problem des Klienten (was es ja auch ist): »Ich frage mich, was es Ihnen so schwer macht, das zu akzeptieren.«

7.1 Manipulationen zu Therapiebeginn

In den hier vorgestellten Konzepten von Persönlichkeitsstörungen wird davon ausgegangen, dass insbesondere Personen mit PD versuchen, den Therapeuten durch Manipulationen »für sich einzuspannen«. Das kann gleich zu Beginn der Therapie oder zu Beginn einer Stunde passieren, es kann aber auch später noch stattfinden. Dabei verwenden Klienten oft typische Strategien, auf die nun näher eingegangen werden soll.

Wie gesagt kann sich ein Therapeut unter ganz bestimmten Bedingungen zur Spielebene des Klienten komplementär verhalten: Bei den hier dargestellten Beispielen sollte er das jedoch *auf keinen Fall tun*, denn dies verschlimmert mit hoher Wahrscheinlichkeit das manipulative Handeln. Denn die dargestellten Vorgehensweisen folgen dem »Foot-in-the-door«-Prinzip.

> Diese Bedingung ist meist gegeben, wenn der Klient vom Therapeuten nicht nur verbales Feedback bekommen will (»Lobe mich.«, »Nimm mich ernst.«, s. o.), sondern wenn der Therapeut für den Klienten *etwas tun soll*, was den Klienten entlastet, ihm Sonderrechte einräumt oder das ganz allgemein gegen therapeutische Regeln verstößt.

In solchen Fällen sollte sich ein Therapeut *von Anfang an nicht komplementär verhalten*, denn da das Handeln des Therapeuten in diesem Fall für den Klienten »funktional« ist, funktioniert es nach Lernprinzipien, d. h. eine Komplementarität *verstärkt* das manipulative Handeln. Es ist entscheidend, dass sich ein Therapeut hier *von Anfang an freundlich aber deutlich abgrenzt*.

Verfügbarkeit

Personen mit PD haben (aufgrund ihrer Regel-Setzer-Struktur) oft die Erwartung, dass Interaktionspartner für sie in hohem Ausmaß verfügbar sein müssen.

Der Therapeut bietet dem Klienten aber nur eine Therapie-Stunde (pro Woche) an, keine »Rundum-Versorgung«. Das muss er dem Klienten auch deutlich machen. Wenn ein Klient beispielsweise äußert, dass er Sondertermine, besonders lange Termine, Termine am Wochenende etc. braucht, z. B., »weil es ihm so schlecht geht«, sollte sich ein Therapeut darauf jedoch *auf keinen Fall einlassen*. Ein Therapeut ist ein Therapeut, kein Versorger oder Fürsorger, kein Elternteil o. ä.: Er macht dem Klienten ein strukturiertes, professionelles Angebot.

Daher sollte ein Therapeut freundlich, sogar verständnisvoll, aber dennoch unmissverständlich klarmachen,

- was sein therapeutisches Angebot ist und was nicht,
- dass er über dieses Angebot hinaus nicht zur Verfügung stehen wird,
- dass das für alle Klienten gilt,

- dass er das dem Klienten erläutern kann, es aber nicht mit dem Klienten diskutieren wird,
- dass der Klient, wenn er die Voraussetzungen für eine ambulante Therapie nicht erfüllt, sich stationär aufnehmen lassen muss.

Praktisch immer

- versuchen die Klienten es noch einmal,
- begreifen sie aber relativ schnell, dass der Therapeut es ernst meint, wenn er völlig konsequent bleibt,
- verstehen sie, dass der Therapeut es »nicht böse meint«, da er freundlich und zugewandt bleibt,
- akzeptieren sie es relativ schnell,
- aber meist nicht, ohne dem Therapeuten »noch einen mitzugeben«: Mit leidender Stimme sagt der Klient dann z. B.: »Gut, dann werde ich es versuchen! Aber es wird sehr schwer werden.«
- Woraufhin der Therapeut äußern kann, dass das sein kann, dass er den Klienten jedoch durch die Therapie unterstützen wird.

Auch kann ein Klient kommen und den Therapeuten bitten, Tagebücher oder andere Bücher zu lesen, damit er den Klienten besser verstehen kann.

Doch der Klient hat kein Recht, über die Zeit des Therapeuten zu verfügen und das Lesen von Tagebüchern u. a. hilft einem Therapeuten auch nur sehr begrenzt weiter. Der Therapeut kann dann die Tagebücher nehmen, sie sofort neben den Stuhl des Klienten legen und äußern: »Ich danke Ihnen für das Vertrauen. Aber ich möchte die Bücher nicht lesen, denn ich möchte *Sie* verstehen, nicht die Bücher. Und ich kann *Sie* nur kennenlernen, wenn Sie mir die Informationen geben und ich sie dabei erleben, sie fragen kann!«.

Zu spät kommen

Zu spät zu kommen kann darauf hindeuten, dass der Klient undiszipliniert oder unmotiviert ist. Bei Klienten mit PD kann es aber ein Spiel oder sogar ein Test sein (»Kriege ich den Therapeuten dazu, sauer auf mich zu sein?«).

Der Therapeut geht davon aus,

- dass die Therapiezeit die Zeit des Klienten ist und dass er darüber verfügen kann,
- dass aber der Therapeut die Therapie nur dann als sinnvoll und vertretbar ansehen kann, wenn der Klient die Zeit konstruktiv nutzt.

Der Therapeut sollte also nicht sauer oder beleidigt reagieren (»Der Versuch ist nicht strafbar, aber zwecklos.«). Der Therapeut muss dem Klienten aber deutlich machen, dass das Handeln des Klienten die Therapie beeinträchtigt und dass ein Therapeut, sollte der Klient damit nicht aufhören, entscheiden kann, die Therapie zu beenden. Das äußert der Therapeut aber erst nach einiger Zeit, denn der Therapeut kann eine andauernde Sabotage irgendwann nicht mehr akzeptieren. Aus diesem Spannungsfeld resultiert, dass der Therapeut, wenn ein Klient zu spät kommt,

- nicht sauer reagiert: Der Klient darf das tun;
- dem Klienten keine Vorschriften macht: Der Klient darf sich dazu entscheiden;
- dem Klienten aber durchaus klarmacht, dass er Zeit verliert (da die Zeit *nicht* »drangehängt« wird);
- dass er damit die Effektivität der Therapie reduziert;
- dass er das entscheiden kann, dann aber auch die Konsequenzen in Kauf nehmen muss;
- dass aber, sollte das sehr stark werden, der Therapeut den Sinn der Therapie in Frage stellen kann.

Der Therapeut reagiert also mit einer typischen »Ja-aber«-Strategie: »Ja, wie Sie die Zeit verwenden, ist Ihre Entscheidung, *aber* die Zeit geht Ihnen verloren. Sie tragen die Konsequenzen und langfristig kann Ihr Handeln die Therapie in Frage stellen.«

Das prinzipiell gleiche Vorgehen kann der Therapeut verwenden, wenn der Klient in der Therapie schweigt oder schläft.

Grenzüberschreitungen

Manche Klienten überschreiten leicht und schnell Grenzen. Sie tun das in aller Regel nicht in böser Absicht, sondern um engeren Kontakt mit dem Therapeuten aufzunehmen, indem sie versuchen, Informationen über die Privatsphäre des Therapeuten zu erhalten. Dies sollte ein Therapeut aber nicht zulassen, denn

- Klienten müssen lernen, Grenzen zu respektieren und eine Privatsphäre zu akzeptieren,
- die Therapeut-Klient-Beziehung ist eine professionelle, keine private Beziehung; persönliche Angelegenheiten des Therapeuten gehen den Klienten schlicht nichts an.

Außerdem funktioniert dieses Handeln auch nach dem »Foot-in-the-door«-Prinzip: Lässt der Therapeut einmal Grenzüberschreitungen zu, drängt der Klient immer weiter in die Privatsphäre hinein.

Klienten können *alles*, was sie über den Therapeuten in Erfahrung bringen, nutzen, um persönliche Frage zu stellen und Therapeuten sollten sich klarmachen, dass sie immer einiges von sich preisgeben: Wie sie gekleidet sind, wie sie ihre Praxis einrichten, welche Bilder sie aufhängen usw. Hängt ein Feininger-Bild in der Praxis, kann der Klient z. B. sagen: »Oh, Sie sind auch ein Feininger-Fan! Waren Sie auf der Ausstellung XY? Welches ist Ihr Lieblingsbild?«

Hat der Therapeut ein Bild von seiner Familie an der Wand hängen, kann der Klient sagen: »Oh! Ist das Ihre Familie? Lassen Sie mich raten, darin bin ich nämlich sehr gut.« Und dann rät er die Namen. Natürlich geht es nicht um Namen, es geht auch nicht um Feininger. Es geht darum, *Kontakt zum Therapeuten über die professionelle Ebene hinaus aufzunehmen*, also die Grenze der Therapie zu überschreiten.

Der Klient kann aber auch ohne solche Anlässe Fragen stellen wie:

- »Sind Sie verheiratet?«
- »Haben Sie Kinder?«
- »Wie viel verdienen Sie?«
- »Haben Sie selbst auch sexuelle Probleme?« usw.

Ein Therapeut sollte sich, da er fast mit Sicherheit auf solches Klienten-Verhalten stoßen wird, a priori überlegen, welche Informationen er preisgeben will und wo seine Grenzen sind.

Er sollte aber über triviale Informationen kein »top-secret« verhängen, das wirkt lächerlich. Er muss jedoch (auch zu seinem eigenen Schutz) *Grenzen definieren*.

Überschreitet der Klient eine Grenze, sollte der Therapeut wieder nach der Devise vorgehen: Der Versuch ist nicht strafbar, aber zwecklos! Er sollte freundlich und zugewandt bleiben, dem Klienten aber deutlich machen, dass die Frage nicht geantwortet wird. Ein Therapeut muss dies auch nicht begründen, er kann erwarten, dass ein Klient das akzeptiert. Tut der Klient das nicht, kann der Therapeut das Handeln des Klienten zum Problem machen (Da es eines ist!): »Was macht es so schwer für Sie zu akzeptieren, dass ich nicht darüber reden möchte?«.

Stunden-Ende

Eine Therapiestunde dauert 50 Minuten. Klienten können versuchen, die Stunde zu verlängern, indem sie gegen Ende der Stunde noch zentrale Themen ansprechen, die sie dann »nicht unterbrechen können« oder massive Emotionen entwickeln mit »denen man sie nicht auf die Straße schicken kann« u. a.

Solche Strategien wenden vor allem Histrioniker an, die noch »mehr von Therapeuten haben wollen«. Lässt der Therapeut sich hier auf das Spiel ein, kann die Stunde bald 90 Minuten dauern und der Therapeut kommt dann nur noch schwer wieder »aus der Nummer raus«. Sollte das der Fall sein, sollte der Therapeut sehr zugewandt und freundlich bleiben, jedoch sehr deutlich klar machen, dass er dem nicht zustimmen wird.

Der Therapeut signalisiert er dem Klienten Verständnis, macht aber deutlich, dass er die Zeit bis zum nächsten Termin braucht, um sich nach- und vorzubereiten und dass er deshalb darauf besteht, dass die Stunde nach 50 Minuten zu Ende ist und dass dies nicht verhandelbar ist. Das spricht der Therapeut auch zu Beginn der nächsten Stunde an.

Hier kann er dem Klienten z. B. anbieten, ihn 10 Minuten vor Schluss zu informieren, dann auf das Ende der Stunde hinzuarbeiten und den Klienten zu stoppen, wenn er neue, heiße Themen oder emotionale Themen aufmachen will und ihn bitten, das auf die nächste Stunde zu verlegen.

Beziehungsangebote

Der Therapeut sollte *auf gar keinen Fall* irgendwelche Beziehungsangebote des Klienten annehmen, die über eine therapeutische Beziehung hinausgehen, *denn das wird mit Sicherheit die Therapie verschlechtern oder unmöglich machen!* Eine therapeutische Beziehung *erfordert*, dass ein Therapeut *nur* eine solche Beziehung zum Klienten hat, jede parallele andere Art von Beziehung bringt den Therapeuten in (therapeutische und/oder persönliche) Probleme (von den ethischen oder juristischen Problemen ganz abgesehen). Der Therapeut lässt sich daher nicht darauf ein, wenn ein Klient

- die private Telefonnummer vom Therapeuten will.
- mit dem Therapeuten einen Kaffee trinken will,
- den Therapeuten zum Geburtstag einlädt,
- eine Freundschaft mit dem Therapeuten eingehen will,
- dem Therapeuten ein sexuelles, erotisches oder partnerschaftliches Angebot macht.

An dieser Stelle kann sich der Therapeut für das Angebot bedanken, aber deutlich machen, dass er ein solches Angebot grundsätzlich nicht annehmen wird, dass er von sich aus eine solche Beziehung zum Klienten nicht möchte und dass sich das auch nicht ändern wird.

Direkte Kontrolle

»Direkte Kontrolle« bedeutet, dass ein Klient im Therapieprozess versucht, Kontrolle über das Handeln des Therapeuten zu gewinnen und zwar auf intransparente, manipulative Weise.

Der Therapeut stellt z. B. eine Frage, die dem Klienten unangenehm ist und anstatt offen zu sagen »Diese Frage möchte ich nicht beantworten.«, macht der Klient Folgendes:

- Er gähnt, stöhnt, um dem Therapeuten zu signalisieren, dass ihn die Frage quält.
- Er sagt (mit leidender Stimme): »Jetzt kommt mir alles hoch.« (Besonders dramatisch ist auch die Variante mit angehauchten Konsonanten: »Es kommt mir alles hhhhhoch.«)
- Er fasst sich an die Brust, als habe er nun Herzschmerzen (und eventuell stöhnt er).
- Er springt auf, rennt zur Toilette und übergibt sich.
- Er bekommt einen »Hyperventilationsanfall«.

Die indirekte Botschaft an den Therapeuten heißt: »Lassen Sie mich bloß mit dieser dämlichen Frage in Ruhe!«. Der Therapeut sollte sich hier jedoch *keineswegs kontrollieren lassen*. Was er tun kann, ist:

- Er bleibt zugewandt, freundlich, interessiert.
- Er schenkt dem Klienten volle Aufmerksamkeit.

- Er verbalisiert, dass offenbar *er* das Ganze ausgelöst hat (was ja auch stimmt): »Ich merke, dass ich gerade etwas gefragt habe, das etwas (Heftiges) in Ihnen auslöst.«
- Dann vermeidet er aber nicht, sondern fokalisiert im Gegenteil auf den Prozess: »Ich würde sehr gerne mit Ihnen darüber sprechen, was genau ich bei Ihnen ausgelöst habe.«

Sagt der Klient, jetzt komme ihm alles hoch, kann der Therapeut sagen: »Ok, da passiert jetzt etwas sehr Wichtiges. Lassen Sie es kommen.«

Bei der Hyperventilation haut der Therapeut vorher mit der flachen Hand auf den Tisch: Der Klient erschrickt und hört augenblicklich auf.

Bei dem Erbrechen wartet der Therapeut, bis der Klient zurückkommt und fährt dann obige Strategie.

Die Erfahrungen sind, dass Klienten durch diese Strategie mit den Kontrollen sehr schnell aufhören, ohne dass es den Therapeuten Beziehungskredit kostet.

7.2 Der Umgang mit Manipulation

7.2.1 Therapeutische Strategien sind erforderlich

Manipulative Strategien stellen den Therapeuten einerseits vor Herausforderungen, da sie sogenannte »schwierige Interaktionssituationen« darstellen, mit denen ein Therapeut konstruktiv umgehen muss. Manipulative Strategien, Images und Appelle sind jedoch andererseits *hoch relevante Aspekte des Klienten-Problems*, da der Klient durch diese Strategien in sehr hohem Maße interaktionelle Kosten erzeugt.

Interaktionspartner fühlen sich über kurz oder lang ausgebeutet, gegängelt, manipuliert und haben »die Schnauze voll davon«: Sie werden unzufrieden, ärgerlich. Sie lassen sich nicht mehr manipulieren, sondern machen Konflikte auf, reagieren sauer usw.

> Manipulatives Handeln ist der Hauptfaktor dafür, dass Klienten mit PD in ihrem gesamten Umfeld Interaktionsprobleme erzeugen.

Wenn sie diese Kosten reduzieren und wieder tragfähige Beziehungen aufbauen wollen, ist es erforderlich, dass sie ihre Manipulationen überdenken, sie reduzieren, in vielen Situationen darauf verzichten und lernen, wieder authentisch zu handeln.

Also muss ein Therapeut *diese Manipulationen unbedingt therapeutisch bearbeiten*: In einer effektiven Therapie gibt es dazu keine Alternative. Ein Therapeut muss therapeutische Strategien realisieren, durch die ein Klient seine Strategien erkennt und verändern kann.

7.2.2 Konfrontative Interventionen

Klienten müssen im Therapieprozess somit lernen, sich mit ihren Manipulationen, ihren Images und Appellen oder ihren komplexen interaktionellen Spielen auseinanderzusetzen. Das können sie aber nur, wenn sie

- begreifen, dass sie manipulativ, intransparent handeln,
- begreifen, wie genau sie das tun,
- verstehen, warum sie das tun,
- nachvollziehen können, wie das auf Interaktionspartner wirkt
- verstehen, dass es Beziehungen verschlechtert.

Sie müssen also auch erkennen, dass sie selbst es sind, die für die interaktionellen Probleme verantwortlich sind.

Der erste Schritt besteht logischerweise darin, dass Klienten bemerken, *dass* sie manipulativ handeln, d. h. dass sie verstehen, was sie tun, dass das Handeln intransparent ist und *dass* das Handeln manipulativ ist.

Entweder bemerken die Klienten das selbst gar nicht mehr (wie oft bei HIS), sie wollen es nicht wahrhaben (wie bei DEP) oder sie denken, dass es ihnen zusteht (wie bei NAR). Das bedeutet, dass der Klient entweder bewusst weiß, dass er manipuliert oder aber, dass sich das manipulative Handeln weitgehend automatisiert hat und es dem Klienten selbst gar nicht mehr auffällt.

Daraus ergibt sich:

- Wenn der Klient sein Handeln selbst nicht als manipulativ und problematisch wahrnimmt, *muss der Therapeut ihn darauf aufmerksam machen*.
- Macht der Therapeut ihn darauf aufmerksam, dann veranlasst er ihn, sich mit Inhalten zu befassen, mit denen er sich gar nicht befassen will.
- *Damit handelt der Therapeut gegen die Intentionen des Klienten!*
- Das wird der Klient nicht zu schätzen wissen *und bucht dem Therapeuten dafür Beziehungskredit ab*.

Interventionen, für die dies gilt, werden als *konfrontative Interventionen* bezeichnet: Es sind Interventionen, die mehr oder weniger stark gegen Intentionen des Klienten gehen und die dadurch Beziehungskredit abbuchen.

Das bedeutet dann auch, dass ein Therapeut solche Arten von Interventionen erst dann realisieren kann, wenn er ausreichend Beziehungskredit aufgebaut hat, also erst in Phase 2.

7.2.3 Konfrontationen und Beziehungskredit

Natürlich buchen Klienten umso mehr Beziehungskredit ab, je stärker die Konfrontationen gegen die jeweilige Intention des Klienten gehen! Sendet ein Klient z. B. ein bestimmtes Image und will unbedingt, dass der Therapeut dies annimmt und aber keinen Fall, dass er es in Frage stellt, dann wird hier eine Konfrontation *sehr konfrontativ wirken*, d. h. sie wird den Therapeuten viel Beziehungskredit kosten.

Je nachdem, wie konfrontativ eine Konfrontation wirkt, kann ein Klient

- leicht verstimmt sein,
- sich über den Therapeuten ärgern,
- massiv sauer werden,
- im Ernstfall eine (massive) interaktionelle Krise »vom Zaun brechen«.

Man kann also sagen: Während Strategien der Beziehungsgestaltung Beziehungskredit *schaffen*, nehmen konfrontative Interventionen Beziehungskredit in Anspruch.

Damit eine Therapeut-Klient-Beziehung nicht in eine wirklich ernste Krise gerät, muss ein Therapeut immer dafür sorgen, dass sein »Beziehungskonto« nicht ins Minus gerät.

Das bedeutet, der Therapeut sollte

- immer durch Beziehungsgestaltung Beziehungskredit aktiv schaffen,
- erst dann konfrontieren, wenn er genügend Beziehungskredit hat,
- nie so hart konfrontieren, dass er »sein Konto überzieht«,
- immer nur wenige Konfrontationen hintereinander realisieren,
- nach Konfrontationen immer eine Phase der Beziehungsgestaltung realisieren, um das Beziehungskonto wieder aufzufüllen.

7.3 Konfrontative Interventionen

Die Realisation

Konfrontationen, so viel dürfte klar geworden sein, sind Interventionen, die im Therapieprozess *unbedingt erforderlich* sind, die für Klienten jedoch unangenehm sind und die die Beziehung belasten. Ohne Konfrontationen kann der Klient nicht lernen, dass er manipuliert und dass er sich dadurch selbst Probleme bereitet, aber auch, dass er Probleme selbst verursacht: Konfrontationen sind deshalb auch für einen Aufbau von Änderungsmotivation (s. u.) unverzichtbar! Ein Therapeut kann bei PD-Klienten also auf keinen Fall auf Konfrontationen verzichten.

Es ist jedoch notwendig, Konfrontationen *in ganz bestimmter Weise zu realisieren*, um die Belastung der Beziehung so gering wie möglich zu halten.

Konfrontationen dienen dazu, den Klienten auf Aspekte und Konsequenzen seines Handelns aufmerksam zu machen, sie dienen *nicht* dazu, den Klienten zu bewerten, abzuwerten, zu kritisieren usw. Genau das sollte ein Therapeut deutlich machen, denn Klienten können Konfrontationen aufgrund ihrer Schemata leicht als Abwertungen interpretieren.

Also sollten die konfrontativen Interventionen immer transportieren, dass der Therapeut zugewandt, respektvoll, empathisch usw. ist. Der Therapeut sollte

- dem Klienten auch explizit sagen, dass er den Klienten nicht bewerten oder kritisieren will,
- dem Klienten sogar unter Umständen explizit erklären, was genau er mit der Intervention will,
- nie Konfrontationen realisieren, wenn er selbst auf den Klienten sauer oder ärgerlich ist (sonst kommt die Intervention nach dem Motto an: »Hab' ich Dich erwischt!« – beziehungsmäßig wäre das fatal),
- die Konfrontation immer in eine gute Beziehungsgestaltung, also in hohe Komplementarität, einbetten.
- die Konfrontation auch »dosieren«: Er kann »harte« und »weiche« Konfrontationen machen.

Harte Konfrontationen sind solche, die *sehr deutlich* gegen die Intention des Klienten gehen, also z. B. den Klienten mit Inhalten konfrontieren, mit denen er sich überhaupt nicht auseinandersetzen will. Sendet z. B. der Klient ein Image der Art »Mit mir kann man über alles reden.«, dann will der Klient, dass der Therapeut ihm das abnimmt. Sagt der Therapeut dann aber: »Tatsächlich lassen Sie viele Leute auflaufen, indem Sie Versprechen nicht halten«, dann muss er damit rechnen, dass ihn das viel Beziehungskredit kosten wird.

Weiche Konfrontationen sind solche, die nur gering gegen die Intention des Klienten gehen und/oder die stark in »Weichspüler« eingebettet sind, wie z. B.:

- »Ich weiß nicht, ob das stimmt, aber mein Eindruck ist XY.«
- »Korrigieren Sie mich, wenn ich falsch liege, aber ich denke XY.«

Der Therapeut setzt Konfrontationen auch nie durch, sondern handelt nach der Devise: »Stete Intervention höhlt den Klienten.« Macht er eine Konfrontation, dann sagt der Therapeut: »Anscheinend liege ich falsch. Ich lasse das mal so stehen.« Der Therapeut widerruft seine Aussage nicht, besteht aber auch nie darauf, dass er Recht hat (was er ja auch nie sicher weiß).

Bei nächster Gelegenheit macht er die Konfrontation erneut und erneut usw. Reagiert der Klient ärgerlich, dann macht der Therapeut dies zum Thema:

- »Offenbar habe ich etwas gesagt, dass sie verärgert hat.«
- »Ich würde sehr gerne verstehen, was genau ich bei ihnen ausgelöst habe.«
- »Würden Sie mir sagen, was genau Sie ärgert?«

Konfrontationen haben damit die Funktion von *Markern*: Es sind Interventionen, die dadurch wirken, dass der Klient immer wieder aufmerksam gemacht wird und Schritt für Schritt erkennt, dass es sinnvoll wäre, sich damit zu befassen.

Bei Konfrontationen sollte ein Therapeut (wie immer) unbedingt einen *Machtkampf vermeiden*: Er sollte den Klienten nie versuchen zu zwingen, die Konfrontation zu akzeptieren. Das klappt sowieso nicht, kann den Therapeuten aber enorm viel Beziehungskredit kosten.

Das Vorgehen

Der Therapeut kann den Klienten mit verschiedenen Inhalten konfrontieren:

- *mit Widersprüchen*: Der Klient sagt zu einem Zeitpunkt X, zu einem anderen non-X; der Klient zeigt Diskrepanzen zwischen verbalen und nonverbalen Informationen (»Sie sagen, das macht Ihnen nichts aus, auf mich wirken Sie aber betroffen.«);
- *mit Images*: »Sie möchten, dass alle denken, Sie seien völlig unerschrocken.« oder »Sie möchten nicht, dass andere Sie für schwach halten.«
- *mit Appellen und/oder der Form der Realisation*: »Sie wollen, dass Ihre Frau Ihnen das abnimmt, Sie sagen ihr das aber nicht direkt, sondern machen das deutlich, indem Sie leiden.« oder »Sie wollen, dass Interaktionspartner Ihnen Arbeit abnehmen und Sie wollen, dass die anderen das sehen und Sie es ihnen nicht erst sagen müssen.«
- *mit den Widersprüchen zwischen Image und Selbsteinschätzung*: »Sie möchten, dass andere Sie für kompetent halten, Sie halten sich selbst aber nicht für kompetent.« oder »Sie möchten von anderen Lob, glauben aber selbst, dass Sie das nicht verdienen.«

Auf diese Weise kann der Therapeut den Klienten auch mit interaktionellen Spielen konfrontieren, indem er Schritt für Schritt die Aspekte des Spiels zum Thema macht: Bei einem »Armes-Schwein-Spiel« kann ein Therapeut z. B. sagen:

- »Sie möchten, dass Interaktionspartner sehen, wie stark Sie leiden (obwohl Sie das gar nicht tun).«
- »Sie möchten, dass andere auf Ihr Leiden reagieren (und etwas für Sie tun).«
- »Sie möchten das nicht offen sagen, weil Sie denken, die Interaktionspartner tun das dann nicht.«
- »Sie möchten andere für sich einspannen.«
- »Sie möchten etwas von anderen, ohne etwas dafür tun zu müssen/etwas zurückgeben zu müssen).«
- »Sie möchten gar nicht sehen, wie ihr Verhalten auf Interaktionspartner wirkt.«
- »Sie haben den Eindruck, es steht Ihnen zu, dass andere sich für Sie aufopfern.«

Die Wirkung

Wie ausgeführt laufen konfrontative Interventionen immer »gegen die Intentionen des Klienten«: Klienten sehen bestimmte Aspekte nicht, der Therapeut macht sie dennoch aufmerksam; Klienten wollen sich bestimmten Inhalten nicht stellen, der Therapeut thematisiert sie trotzdem; Klienten machen bestimmte Images auf, der Therapeut folgt diesen aber nicht, sondern er »durchkreuzt« sie.

Es ist völlig klar, dass Klienten sich für diese Interventionen des Therapeuten nicht bedanken: Sie nehmen es dem Therapeuten vielmehr (mehr oder weniger) übel, d. h. sie buchen dem Therapeuten Beziehungskredit ab.

Ihre unmittelbare Reaktion kann unterschiedlich sein. Der Klient

- ist leicht verstimmt, »eingeschnappt«, wird einsilbig oder sagt nur noch wenig,
- deutlich, dass die Konfrontation nicht stimmt und begründet das (u.U. ausführlich),
- reagiert leicht/stark verärgert oder
- nimmt dem Therapeuten die Intervention deutlich übel, droht mit Beziehungsabbruch u. a.

Für den Therapeuten gilt in jedem Fall:

- Er besteht nie darauf, dass er recht hat: Er lässt die Aussage stehen, räumt aber ein, dass er sich irren kann (d. h. ein Therapeut »nimmt die Aussage nie zurück« und er entschuldigt sich vor allem nie dafür, er lässt sie stehen, damit sie als Marker wirken kann).
- Er beharrt nicht auf dem Thema.
- Wird der Klient defensiv, geht der Therapeut mit und versucht, empathisch zu sein.
- Er entschuldigt sich nicht für die Intervention.
- Unter Umständen *erläutert* er dem Klienten, was er meint, warum er die Intervention gemacht hat, was er damit will, dass er den Klienten damit nicht verletzen will usw.
- Der Therapeut bleibt immer zugewandt, freundlich, respektvoll.
- Bei »Gegenangriffen« schaut der Therapeut »dem Drachen ins Auge« und klärt mit dem Klienten, was ihn ärgert.

Mit jeder Konfrontation, die der Therapeut macht und mit der der Therapeut gut umgeht, macht er dem Klienten klar,

- dass er ihm »nichts will«,
- dass er bestimmte, therapeutische Absichten verfolgt,
- dass er es wichtig findet, dass der Klient bestimmte Inhalte erkennt und
- dass er denkt, dass das dem Klienten selbst helfen kann.

Es dauert eine Zeit lang, aber irgendwann kommt das beim Klienten an. Die Folge davon ist, dass die Konfrontationen irgendwann immer weniger konfrontativ wirken, dass der Klient nicht mehr ärgerlich wird und zunehmend bereit ist, sich mit den Inhalten der Konfrontation auseinanderzusetzen. D. h. die Konfrontationen wirken zunehmend konstruktiv. Das passiert aber nur dann, wenn der Therapeut sie auch stringent anwendet.

Bei den ersten Malen erzeugen Konfrontationen Ärger-Reaktionen. Unmittelbar nach der Konfrontation ist der Klient sauer auf den Therapeuten und befasst sich kaum mit den Inhalten. Doch nach der Stunde »verraucht« der Ärger, der Inhalt beginnt zu wirken und dann erkennt der Klient oft, dass »an der Konfrontation was dran ist«.

Man erlebt es daher als Therapeut oft, dass Klienten ärgerlich aus der Stunde gehen, in der nächsten Stunde dann aber die Inhalte (ohne Ärger) kommunizieren. D. h. man merkt als Therapeut, dass Konfrontationen nicht wirklich »gefährlich« sind, falls ein Therapeut gut damit umgeht.

Ein Therapeut sollte allerdings bedenken, dass jede Konfrontation Beziehungskredit kostet. Daher sollte ein Therapeut nie mehrere Konfrontationen hintereinander realisieren und nach Konfrontationen wieder Interventionen realisieren, die Beziehungskredit schaffen.

7.4 Regeln

7.4.1 Wirkung von Regeln

Klienten, die in hohem Maße Regeln setzen, kontrollieren, bevormunden und determinieren Interaktionspartner in besonders hohem Maße. Das wirkt auf viele Interaktionspartner besonders »toxisch«: Sie wollen nicht bestimmt, eingespannt, für das Nichteinhalten von Regeln bestraft werden usw.

> Man kann deshalb sagen: Je stärker eine Person Regeln setzt, desto mehr interaktionelle Probleme schafft sie und je mehr interaktionelle Kosten erzeugt sie.

Daher ist die Beurteilung von Regeln von besonders großer therapeutischer Bedeutung.

Bevor sich mit der Frage befasst werden kann, was Konfrontation mit Regeln bedeutet, sollte zunächst definiert werden, was eine Regel genau ist.

7.4.2 Konfrontative Wirkungen von Regel-Konfrontationen

Eine Regel ist psychologisch recht komplex, sie besteht immer aus mehreren psychologischen Aspekten. Diese sind oft implizit, d. h. sie sind dem Klienten selbst gar nicht klar. Es sollte dem Therapeuten aber klar sein, aus welchen Teilaspekten eine Regel besteht.

Eine Regel ist eine Erwartung, die eine Person an Interaktionspartner hat und die aus folgenden *Einzelaspekten* besteht:

1. *Die Erwartung*: Die Person formuliert eine bestimmte Erwartung an Interaktionspartner, sie setzt also eine bestimmte Regel, was diese Personen zu tun haben und was nicht bzw. unter welchen Bedingungen sie was zu tun haben.
2. *Die implizite Legitimationsannahme* Die Person glaubt dabei (warum auch immer), dass sie das Recht hat, diese Forderungen an andere zu stellen: Sie kann das nie schlüssig begründen, da es auch nicht zu begründen ist, glaubt selbst aber fest daran. Oft ist sie sich der Annahme einer Legitimation gar nicht bewusst (daher »implizite« Annahme).
3. *Straftendenz*: Die Person hat die Tendenz, Interaktionspartner, die sich nicht an die Regel halten, zu bestrafen: entweder in der Phantasie oder in der Realität.
4. *Implizite Legitimation zur Strafe*: Wiederum hat die Person die Annahme, dass sie legitimiert ist (aus welchem Grund auch immer), Interaktionspartner zu strafen, wenn sie sich nicht an Regeln halten. Auch diese Annahme ist oft implizit: Der Klient zieht das gar nicht in Zweifel, hat also meist auch nicht den Eindruck, das überhaupt rechtfertigen zu müssen.
5. *Überzogene Straftendenz*: Das Ausmaß an Strafe, das die Person für das Nichtbefolgen von Regeln für angemessen hält, erscheint Außenstehenden oft (völlig) überzogen und unangemessen.
6. *Persönliche Betroffenheit*: Wenn eine Person eine Regel setzt, dann formuliert sie eine persönlich relevante Erwartung, die sie erfüllt haben will. Das impliziert, dass sie, wenn die Erwartung nicht erfüllt wird, persönlich betroffen ist: Da frustrierte Erwartungen eng mit Ärger zusammenhängen, ist zu erwarten, dass sie sauer, ärgerlich reagiert. Sie bleibt daher bei einer »Regelverletzung« *nicht gelassen* und kann nicht gelassen damit umgehen: Sie ist vielmehr ärgerlich und macht das auch deutlich. Das gilt für *alle* Regeln, auch für solche, die ein Außenstehender als marginal oder irrelevant betrachten wird. Das bedeutet: Schon bei einer hoch trivialen Regel kann sich eine Person tierisch aufregen!
7. *Implizite Telepathie-Annahme*: Viele Regelsetzer gehen davon aus, dass Interaktionspartner ihre Regeln »wissen müssten«, ohne dass sie diese verkünden oder erläutern müssten: Sie sagen »Das ist doch klar.«, »Das versteht sich ja wohl von selbst.« oder »Das müsste doch jedem klar sein.« u.ä. Sie gehen damit implizit davon aus, dass Interaktionspartner telepathisch begabt sind bzw. sie selbst »telesenden«, also ihre Regeln durch reine Gedankenkraft übertragen.
8. *Fehlende Empathie*: Wenn ein Interaktionspartner eine Regel »verletzt«, dann könnte es im Prinzip sehr viele Gründe dafür geben und auch viele »gute« Gründe. Diese könnte die Person in Betracht ziehen und damit die Regelverletzung entschuldigen oder sie dem Interaktionspartner »verzeihen«. Wendet jedoch eine Person eine Regel an, dann will sie schlicht, dass sie eingehalten wird: *Sie will gar nicht empathisch sein*! Denn *wäre* sie empathisch, dann müsste sie unter Umständen auf die Regeleinhaltung verzichten. Bei Regeln sieht man also Folgendes: Verletzt ein Interaktionspartner eine Regel, dann könnte die Person im Prinzip empathisch sein und versuchen zu verstehen, warum die Person das tut. Diese mögliche Empathie wird allerdings nicht realisiert. Die Person »schaltet Empathie ab«.
9. *Rechtfertigungen*: Hält eine Person ihre Regel für vollkommen ok, dann »wendet sie sie einfach an«. Die Person kann jedoch auch einen Konflikt aufweisen und an

dem Sinn oder der Legitimation der Regel zweifeln. Das kann entstehen, weil sie eine Norm hat, die es verbietet, so mit anderen umzugehen, oder weil Interaktionspartner ihr Missbilligung zeigen und Erwartungen aufbauen, die Regel nicht umzusetzen. In einem solchen Konfliktfall kann die Person eine Regel nicht einfach aussetzen: Sie muss sie vielmehr *rechtfertigen*, d. h. sie muss Interaktionspartnern z. B. deutlich machen,
- dass die Regel gerechtfertigt ist,
- dass die Regel notwendig ist,
- dass es eine allgemeine Regel ist, die mit der Person im Grunde gar nichts zu tun hat,
- dass die Regel nur im Interesse des Interaktionspartners ist usw.

Damit realisiert sie eine Tarn-Strategie für die Interaktionspartner *und* sie realisiert eine Selbsttäuschungsstrategie für sich selbst.

Insgesamt gilt:

- Ein Therapeut kann den Klienten mit allen Regelaspekten konfrontieren (und sollte das irgendwann auch tun).
- Alle Konfrontationen mit Regel-Aspekten wirken auch konfrontativ.
- Die Konfrontation mit verschiedenen Regelaspekten wirkt jedoch sehr unterschiedlich konfrontativ.
- Relativ wenig wirkt die Konfrontation mit der Regel selbst (die ist den Klienten meist klar und sie denken oft, dass das ok ist).
- Implizite Telepathie ist mittel-konfrontativ.
- Straftendenz, Stärke der Strafe und Legitimation der Regel wirken hoch konfrontativ.
- Maximal konfrontativ ist die Konfrontation mit der Legitimation zur Strafe und mit der Rechtfertigung. Dies liegt daran, dass den Klienten sehr schnell klar wird, dass die Legitimation hochgradiger Unsinn ist und sie sich schnell »ertappt« fühlen können. Das Gleiche gilt, wenn man Rechtfertigungen aufdeckt.

Die nachfolgende Grafik macht deutlich, wie konfrontativ die Wirkung bei einer Konfrontation mit den jeweiligen Regelaspekten wirkt (▶ Abb. 7.1).

Eine Konfrontation mit der formulierten *Regel* (Aspekt 1) besteht einfach darin, dass der Therapeut die Regel klar, deutlich und un-euphemistisch formuliert: »Sie haben die Devise: Wer mich behindert, stirbt.«

Konfrontation mit der *Legitimation* (Aspekt 2) besteht oft darin, dass der Therapeut einfach die Legitimation hinterfragt, z. B.:

- »Bitte erläutern Sie mir, was Sie berechtigt, von anderen zu fordern, sich so zu verhalten.«
- »Bitte erläutern Sie mir, was Sie berechtigt, andere in dieser Weise zu bestrafen, wenn die nicht tun, was Sie wollen.«

Konfrontation mit der *Straftendenz* (Aspekt 3) bedeutet z. B., dass der Therapeut dies explizit macht: »Wenn der Interaktionspartner nicht tut, was sie wollen, dann haben

7.4 Regeln

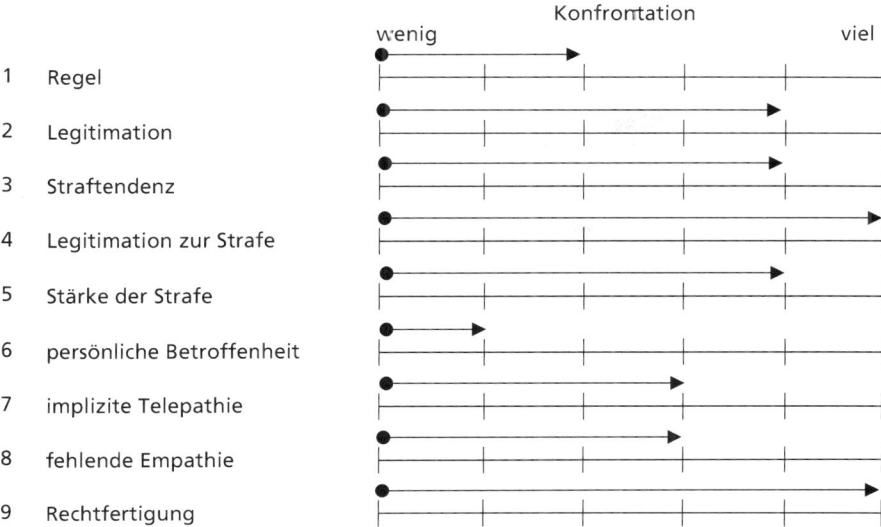

Abb. 7.1: Konfrontative Wirkungen der Konfrontation mit einzelnen Regelaspekten

sie die Tendenz, ihn mit XY zu bestrafen.« Der Umgang mit der *Legitimation zur Strafe* ist entsprechend.

Konfrontation mit der *Stärke der Strafe* (Aspekt 5) bedeutet, dass der Therapeut den Sinn bzw. die Angemessenheit der Strafe in Frage stellt: »Sie wollen sagen, wenn jemand Sie behindert, verdient er die Todesstrafe?«.

Konfrontation mit *persönlicher Betroffenheit* (Aspekt 6) wirkt in aller Regel wenig konfrontativ, da der Klient ja weiß, dass er verärgert ist. Solche Konfrontationen spielen vor allem eine Rolle, wenn ein Therapeut den Klienten mit Rechtfertigungen konfrontiert.

Bei *impliziter Telepathie* (Aspekt 7) macht der Therapeut klar, dass der Klient das, was er erwartet, gar nicht kommuniziert, z. B.:

- »Sagen Sie dem Interaktionspartner deutlich, was genau Sie erwarten?«
- »Sie erwarten, dass die Interaktionspartner wissen, was Sie wollen, ohne dass Sie es ihnen sagen.«
- »Sie haben den Eindruck, wenn Sie den anderen erst *sagen* müssen, was Sie wollen, dann ist das eine Zumutung.«

Die Konfrontation mit *fehlender Empathie* (Aspekt 8) wirkt mittelmäßig konfrontativ, weil den Klienten deutlich wird, dass sie eine Alternative zur Strafe hätten, diese aber nicht realisieren.

Die sehr hohe konfrontative Wirkung hat die Konfrontation mit den Legitimationsannahmen (Aspekte 2 und 4): Die Klienten »haben selbst meist nicht auf dem Schirm«, dass sie solche Annahmen machen, wahrscheinlich deshalb, weil sie diese nie wirklich begründen können: Tatsächlich haben die Legitimationsannahmen eher den Charakter des Absurden.

Eine Konfrontation damit, z. B. durch eine Frage wie »Bitte sagen Sie mir, was genau Sie legitimiert, eine solche Regel für Interaktionspartner zu setzen«, macht dem Klienten dann sehr schnell klar, *dass* die Annahme absurd ist und dass der Klient sie nicht wirklich rechtfertigen kann. Dadurch »fühlt er sich oft vom Therapeuten erwischt«, was ihm oft peinlich ist: Genau das kostet den Therapeuten dann so viel Beziehungskredit.

Trotzdem kann der Therapeut aber nicht auf *diese* Konfrontationen verzichten, da diese beiden Annahmen *den Kern* der Regelsetzer-Strategie ausmachen.

Die einzelnen Komponenten einer Regel sind für eine Person unterschiedlich wichtig bzw. ein In-Frage-Stellen der Regelaspekte ist unterschiedlich unangenehm. Das bedeutet, dass eine Konfrontation mit den einzelnen Aspekten unterschiedlich konfrontativ wirkt und damit unterschiedlich viel Beziehungskredit kostet.

7.4.3 Erkennen von Rechtfertigungen und Tarnstrategien

Setzt der Klient eine Regel und hat er damit Konflikte, dann stellt das ein Problem für den Klienten dar: Der Konflikt kann sich ergeben, wenn der Klient eine Norm hat, die die Regel verbietet oder wenn der Klient negatives soziales Feedback zu seiner Regel erhält.

Dann ist es wahrscheinlich, dass der Klient seine Regel rechtfertigt oder tarnt, sodass es so aussieht, als sei es nicht »seine«, sondern eine allgemeingültige Regel oder als würde ein Klient eigentlich etwas ganz anderes mit seinem Verhalten bezwecken (»Andere anzumeckern dient doch nur dazu, sie auf den richtigen Weg zu bringen.«).

Die Konfrontation eines Klienten mit Rechtfertigungs- und Tarnstrategien ist von besonderer Bedeutung. Denn Tarn- und Rechtfertigungsstrategien »immunisieren« das Regelsystem: Der Klient schafft es, sich den ganzen Vorgang »schönzurechnen« und sieht keine Veranlassung mehr, sich mit problematischen Regeln zu befassen. Daher *muss* einem Klienten deutlich werden, *was* er hier tut, *warum* er es tut und dass er damit aufhören sollte!

Daher sind diese Konfrontationen sehr wichtig, sie wirken aber auch hoch konfrontativ, weil der Klient sich »durchschaut« oder »entlarvt« fühlen kann (aber wiederum gibt es dazu keine vertretbare Alternative).

Bei Rechtfertigungen ist es zunächst erst einmal wichtig, *dass ein Therapeut nicht darauf hereinfällt*. Denn die Rechtfertigungs- und Tarnstrategien der Klienten können auf den ersten Blick relativ überzeugend sein. Eine Rechtfertigungsstrategie bedeutet z. B., dass ein Klient ausführt,

- dass sein Handeln allgemein gültig ist,
- dass es mit ihm speziell nichts zu tun hat,
- dass es völlig angemessen ist,
- dass es sogar positive Wirkungen hat u. ä.

Eine Tarnstrategie bedeutet, dass der Klient z. B. *andere Gründe für sein Handeln angibt*, um von seinen Regeln abzulenken. Ein Klient mit der Norm »Sei immer und überall erfolgreich.« und der Regel »Man hat mich nicht zu behindern.«, will auch beim Spielen immer gewinnen und will, dass andere eben *nicht* gewinnen. Verliert er, ist er sauer, d. h. er ist ein sehr schlechter Verlierer. Um aber nicht als schlechter Verlierer dazustehen, macht er die Story auf:

- Ich versuche, möglichst gut zu sein.
- Daher strenge ich mich sehr an.
- Wenn es nicht besser geht, dann ist das ok.
- Wenn ich aber merke, dass ich Fehler mache, dann werde ich sauer.
- Wenn ich verliere, ärgere ich mich nur über meine Fehler, nicht darüber, dass ich verloren habe.

Damit erscheint die Person »als Opfer ihrer eigenen Ansprüche« und nicht als »schlechter Verlierer«. Glauben die Interaktionspartner die Story, können sie sogar noch Mitleid haben (wahrscheinlich glauben sie die Story aber nicht).

Ein Beispiel für eine *Rechtfertigungsstrategie* ergibt sich bei einem Klienten, der die Regeln hat »Man hat mich nicht zu behindern.« und »Man hat mich immer respektvoll zu behandeln.« Diese beiden Regeln führen in einer Restaurant-Situation dazu, dass der Klient die konkrete Erwartung hat, dass man ihn *sofort* bedient und dass die Kellnerin *sofort* kommt, wenn er zahlen will. Verspätet sie sich, ist er sauer, behandelt sie schlecht (Strafe), denkt, sie habe »beruflich völlig danebengehauen«, müsse aus dem Job entfernt werden (vorgestellte Strafe), hat keinerlei Verständnis für ihr Handeln usw. Es handelt sich also um eine eindeutige, ich-bezogene Regel, die der Klient »selbstverständlich« durchsetzt.

Nun wird er aber von seinem Peer für sein Handeln kritisiert. Damit wird die Regel für ihn *konflikthaft* und dies führt zu der Tendenz, eine *Rechtfertigung* zu schaffen. Sie wird deutlich, indem er dem Therapeuten Folgendes erläutert:

- »Man kann von einer Kellnerin ganz allgemein erwarten, dass sie sofort kommt.«
- »Tut sie das nicht, hat sie komplett versagt und sollte aus dem Job entfernt werden.«
- »Das hat nichts mit ihm zu tun, sondern das sind »allgemeingültige Regeln.«

Damit hat er natürlich das Recht, unfreundlich zu sein. Und er tut damit ja sogar Gutes, denn er macht die Kellnerin auf die Verfehlung aufmerksam, sodass sie lernen kann. Der Klient

- macht damit aus einer hochgradig egozentrischen Regel eine allgemeingültige Regel (eine häufig verwendete Strategie).
- macht deutlich, dass seine Erwartungen nichts mit ihm zu tun haben.
- zeigt auf, dass sein Handeln völlig gerechtfertigt ist.
- macht sogar noch deutlich, dass er damit Gutes tut.

Akzeptiert ein Therapeut diese Story, dann folgt,

- dass das Handeln des Klienten vollkommen angemessen ist,
- dass das Handeln nicht auf Probleme hinweist,
- dass dem Handeln gar keine Regel zugrunde liegt,
- dass man über die Sache deshalb therapeutisch auch nicht sprechen muss,
- dass der Therapeut diese Konstruktion daher »absegnen« sollte.

Als Konsequenz kann ein Therapeut nicht mehr erkennen, dass dem Ganzen problematische Regeln zugrunde liegen. Er macht das nicht zum Thema, woraufhin die Regel nicht bearbeitet wird.

Daher ist es hier *sehr* entscheidend, dass ein Therapeut alle Aspekte einer Regel durchgeht und analysiert (▶ Tab. 7.1), ob er alle Aspekte findet: Dann kann er sicher sein, dass es sich um eine Regel-Setzer-Struktur handelt, *die thematisiert werden muss*.

Tab. 7.1: Übersicht, in welchen Handlungsaspekten des Klienten sich eine Regel zeigt

Aspekt	Analyse
Regel	Die Regel lässt sich eindeutig formulieren.
Legitimation	Der Klient geht selbstverständlich davon aus, dass er das darf.
Strafe	Sowohl im Verhalten als auch in der Vorstellung.
Legitimation	Der Klient geht selbstverständlich davon aus, dass er das darf.
Stärke der Strafe	Im Handeln unangemessen, in der Vorstellung völlig überzogen.
Persönliche Betroffenheit	Wird massiv deutlich, Klient ärgert sich über den Vorfall.
Implizite Telepathie	Klient geht davon aus, dass die Kellnerin die Regel kennen muss.
Fehlende Empathie	Klient könnte empathisch sein, zeigt aber keine Anzeichen.

Damit zeigt die Analyse eindeutig, dass eine Regelsetzer-Struktur vorliegt und das zeigt, dass die ganze Story eine Rechtfertigung ist.

7.4.4 Konfrontation mit Rechtfertigung

Erkennt der Therapeut die Rechtfertigung oder die Tarnung und entscheidet er sich dazu, darauf *nicht* einzugehen (in Phase 2), dann ist seine erste Strategie, darauf gar nicht einzugehen, sondern stattdessen die Regelkomponenten explizit zu machen und den Klienten damit zu konfrontieren.

Dazu ist es hilfreich, als Erstes die Annahme, es handele sich um eine allgemeine Regel, die mit dem Klienten nichts zu tun habe, außer Kraft zu setzen. Dafür eignet sich sehr gut der Aspekt »persönliche Betroffenheit«. Also kann ein Therapeut sagen:

»Sie sagen, die Regel gilt allgemein. Das kann ich nicht beurteilen. Ich merke aber, dass Sie durch das Handeln der Kellnerin stark persönlich verärgert sind. Zeigt das nicht, dass Sie sich persönlich angegriffen fühlen?«. Der Therapeut kann hier »sein Erstaunen zur Verfügung stellen« dass er nicht versteht, warum die Verletzung einer allgemeinen Regel den Klienten persönlich sauer macht. Akzeptiert der Klient, dass es etwas mit ihm zu tun hat, ist das der Einstieg in die Explizierung der Regel-Komponenten und der Konfrontation.

Der Therapeut kann jedoch auch den Klienten direkt mit der Rechtfertigung selbst konfrontieren, also damit, *dass* der Klient eine Rechtfertigungs- oder Tarnstrategie anwendet.

Aber Vorsicht: Das wirkt in aller Regel hoch konfrontativ, ist jedoch zweifellos therapeutisch sehr nützlich. Im Beispiel mit der Kellnerin kann ein Therapeut z. B. sagen: »Sie möchten, dass ich glaube, dass es sich um ein allgemeines Problem handelt. Aber ich denke, Sie fühlen sich persönlich verärgert. Warum möchten Sie, dass ich das nicht sehe?«.

Beim Beispiel mit dem »schlechten Verlierer« kann ein Therapeut sagen: »Ich sehe, dass Sie sich ärgern, wenn Sie verlieren. Sie möchten aber, dass Ihre Peers glauben, Sie seien das Opfer Ihres eigenen Ehrgeizes« und »Sie bemerken, dass Ihnen dies jedoch keiner glaubt«.

8 Therapeutischer Umgang mit Tests

8.1 Was sind Tests?

Wie ausgeführt ist ein »interaktioneller Test« eine Prüfung, der ein Therapeut auf Beziehungsebene unterzogen wird (s. o.).

Der Klient mit PD weist anderen Personen gegenüber aufgrund seiner Schemata ein mehr oder weniger großes Misstrauen auf: Er vertraut der Person des Therapeuten nicht und/oder seiner Kompetenz.

Daraus resultiert, dass sich ein Klient

- kaum oder gar nicht »öffnet«, keine unangenehme, selbstwertbelastende Information gibt,
- nicht auf eine Klärung relevanter Inhalte einlässt,
- nicht auf eine therapeutische Beziehung einlässt.

Oft genügt eine gute therapeutische Beziehungsgestaltung, um dieses Misstrauen abzubauen. In manchen Fällen reicht das aber nicht: Der Klient benötigt eine besondere Bestätigung dafür, dass der Therapeut ok ist.

Dazu dienen *Tests*: Der Therapeut wird kritisiert, angegangen, bekommt Vorwürfe u. ä. Nicht, weil er etwas falsch gemacht hätte oder weil der Klient ihn ärgern oder verletzen will, sondern nur um festzustellen, ob der Therapeut zugewandt und akzeptabel reagiert.

8.2 Arten von Tests

Je nachdem, an welchen Stellen ein Klient misstrauisch ist, kann er den Therapeuten auf unterschiedliche Aspekte hin testen.

Für die Tests stehen dem Klienten immer unterschiedliche *Strategien* zur Verfügung, wobei verschiedene Strategien unterschiedlichen Absichten entsprechen können: Man kann z. B. durch »Kritik« testen, ob ein Therapeut zugewandt bleibt, seine Akzeptanz behält, verlässlich ist oder kompetent ist. Damit kann er sich (in einem gewissen Ausmaß) auf Tests vorbereiten.

Erkennt der Therapeut den Test nicht als Test, kann er in jedem Fall zuerst inhaltlich darauf reagieren, also Informationen geben, Aspekte erläutern, alles ganz zugewandt und respektvoll.

Dann betrachtet er die Reaktion des Klienten: Geht der Klient auf die Inhalte ein und setzt er sich damit auseinander, handelt es sich wohl nicht um einen Test. Ignoriert der Klient jedoch die inhaltlichen Ausführungen des Therapeuten, hat auf alles ein »Aber«, verstärkt das Ganze seinen Unmut u. a., dann handelt es sich mit hoher Wahrscheinlichkeit um einen Test. In dem Fall sollte der Therapeut auf den Test-Modus »umschalten« auf den Test-Modus.

Ein Klient kann sehr viele sehr *unterschiedliche Strategien* verwenden, hier ein paar Beispiele:

- *Kritik*: Der Therapeut wird für sein therapeutisches Handeln oder Nicht-Handeln kritisiert: Er war unsanft, zu heftig, nicht verständnisvoll genug usw.
- *Vorwürfe*: Dem Therapeuten wird vorgeworfen, etwas Bestimmtes (massiv) falsch gemacht zu haben: auf die Uhr geschaut zu haben, den Klienten »nach Hause geschickt zu haben«, den Klienten und seine Gefühle ignoriert zu haben usw.
- *Grenzüberschreitungen*: Auch Grenzüberschreitungen können als Tests verwendet werden: Der Klient tut absichtlich etwas, was eine erkennbare Grenze verletzt, um zu sehen, wie der Therapeut darauf reagiert: Man fragt den Therapeuten z. B. nach seinem Sexualleben, seinen Affären, seinen eigenen Problemen usw.
- *Beziehungsangebote*: Auch Beziehungsangebote können Tests sein: Man macht ein Freundschafts- oder Liebesangebot nicht, weil man eine solche Beziehung *will*, sondern *nur*, um zu testen, wie der Therapeut darauf reagiert.
- *Beleidigungen*: Klienten mit einer sogenannten »Schema-Borderline-Störung« verwenden manchmal persönliche Beleidigungen als Test. Sie sagen z. B. »Sie sind eine reduzierte Persönlichkeit.« oder »Sie haben einen Partner, das erstaunt mich.« Solche Tests sind »harte Tests« und werden von Nicht-Borderline-Klienten kaum verwendet.
- *Sabotage*: Ein Klient kann den Therapieprozess bewusst sabotieren, um zu testen, wie ein Therapeut darauf reagiert; z. B.: Der Klient sagt X. Der Therapeut verbalisiert X sehr genau. Der Klient sagt: »Sie haben mich nicht verstanden.« Der Therapeut fragt, was der Klient gemeint hat. Der Klient sagt erneut X. Der Therapeut verbalisiert erneut richtig. Der Klient sagt: »Sie haben mich nicht verstanden.« Usw.
- *Fachliche Fragen*: Auch scheinbar fachliche Fragen können als Tests verwendet werden; z. B.: Der Klient sagt (zu Therapiebeginn): »Was werden Sie in der Therapie mit mir machen?«. Therapeut sagt, was er machen will. Der Klient: »Sie kennen mich doch gar nicht. Wie wollen Sie jetzt wissen, was Sie machen?«. Und schon ist der Therapeut »durchgefallen«.

Wichtig ist hier wiederum, dass ein Therapeut die Hypothese hat, dass eine Aktion eines Klienten *ein Test ist*: Denn dann weiß er,

- dass es dem Klienten nicht um Inhalte geht: Er will nicht Inhalte diskutieren, keine Didaktisierungen usw.;

- dass es sich um eine Botschaft auf der Beziehungsebene handelt;
- dass der Therapeut daher auf der Beziehungsebene antworten muss;
- dass er versuchen muss, genau den Test, der realisiert wird, zu bestehen.

Hat ein Therapeut eine Hypothese über die Art der PD, dann hat er damit schon Hypothesen darüber, *dass* er getestet werden kann und *wie* er wahrscheinlich getestet werden wird.

Von der Absicht her kann man verschiedene *Intentionen* von Tests unterscheiden:

- Tests auf Akzeptanz, Empathie, Kongruenz: Der Klient will wissen, ob der Therapeut seine Akzeptanz ernst meint, ob seine Empathie ernst ist und ob der Therapeut in seinen Botschaften kongruent bleibt. Dazu eignen sich Kritik, Vorwürfe, Grenzüberschreitungen: Man geht den Therapeuten an, um zu schauen,
    - ob er ärgerlich wird,
    - ob er den Klienten ablehnt,
    - ob er kein Verständnis mehr hat,
    - ob er Anzeichen dafür zeigt, dass er lügt, dem Klienten »etwas vormacht« o. ä.
- Tests auf Verlässlichkeit oder Solidarität: Man kann als Klient alle Strategien anwenden. Man will wissen,
    - ob der Therapeut den Klienten ablehnt,
    - ob er die Beziehung in Frage stellt, mit Therapie-Abbruch droht etc.,
    - ob der Therapeut sich gegen den Klienten wendet.
- Tests auf Wichtigkeit: Der Klient will feststellen, ob ein Therapeut den Klienten weiterhin ernst nimmt, ihm Aufmerksamkeit gibt, sich kümmert usw. Auch hierzu eignen sich alle Strategien. Der Klient will testen,
    - ob ein Therapeut die Kritik des Klienten ernst nimmt und sich damit auseinandersetzt,
    - ob er dem Klienten zuhört oder sich abwendet,
    - ob er dem Klienten auch bei Kritik u. a. Aufmerksamkeit gibt,
    - ob der Klient wichtig genug ist, damit der Therapeut auch Kritik u. a. wichtig nimmt.
- Tests auf Kompetenz: Der Klient will testen, ob ein Therapeut kompetent (genug) ist. Er kann z. B.
    - den Therapeuten etwas Psychologisches fragen, um zu sehen, ob der Therapeut antworten kann (die Inhalte kann er eh nicht beurteilen),
    - kritisieren, um zu sehen, ob der Therapeut dem etwas entgegenzusetzen hat,
    - Abschluss, Zertifikaten usw. fragen,
    - fragen, ob der Therapeut sich eine Therapie mit ihm zutraut usw.
- »Weichei«-Tests: Einige Klienten, vor allem Narzissten, wollen nicht nur einen Therapeuten, der fachlich kompetent ist, sondern auch einen, der *ihnen persönlich gewachsen* ist. Daher verwenden sie »Weichei«-Tests, um zu sehen, ob der Therapeut souverän, stark, entschlossen, klar u. a. reagiert. Ein solcher Test kann darin bestehen, dass der Klient fragt: »Trauen Sie es sich zu, mit mir Therapie zu machen?«, dass der Klient sich im Fußraum dominant ausbreitet und beobachtet, wie der Therapeut reagiert oder dass der Klient den Therapeuten etwas Fachliches fragt, nur um zu sehen, ob er darauf souverän reagiert.

8.3 Umgang mit Tests

Beim Umgang mit Tests kann man allgemeine von spezifischen Strategien unterscheiden.

Allgemeine Strategien sind Vorgehensweisen, die ein Therapeut durchweg realisieren sollte. Spezifische Strategien sind solche, die für die jeweilige Form des Tests spezifisch sind.

Hat ein Therapeut den Verdacht, dass eine Handlung eines Klienten ein Test ist, dann sollte er *allgemein Folgendes tun*:

- Er sollte nach der Devise handeln: *Der Versuch ist nicht strafbar, aber zwecklos*. D. h. der Therapeut vermittelt eine »therapeutische Doppelbotschaft«: Einerseits bleibt er freundlich und zugewandt, andererseits macht er aber ganz deutlich, dass er sich nicht manipulieren lassen wird.
- D. h. der Therapeut sollte immer freundlich, respektvoll, zugewandt bleiben, nie die Beziehung in Frage stellen u.ä. und das sollte er immer auch *als Erstes* signalisieren.
- Er sollte *nicht ärgerlich reagieren*, denn er weiß, er ist gar nicht persönlich gemeint: Getestet würde *jeder* Therapeut.
- Sollte er jedoch trotzdem ärgerlich werden, sollte er es *nicht verbergen* (denn der Klient würde das wahrscheinlich merken), sondern sagen, dass das Handeln des Klienten ihn ärgerlich macht und dass das aber etwas mit ihm zu tun hat und nicht mit dem Klienten.
- Er sollte *souverän* reagieren und sich den Inhalten stellen, auch wenn es gar nicht um Inhalte geht: Denn die Tatsache, dass der Therapeut nicht ausweicht, nicht vermeidet, nicht defensiv wird u. a. ist eine Beziehungsbotschaft! Wird der Therapeut kritisiert, dann stellt er sich der Kritik usw.; er weicht *nicht* aus, verharmlost nicht, ist nicht defensiv usw.
- Der Therapeut sollte die Beziehung zum Klienten auf keinen Fall in Frage stellen: Er macht deutlich, dass er sie nicht »kündigen« wird, dass er sie aber auch nicht (z. B. in eine Freundschaft) verändern wird.
- Der Therapeut sollte unter Umständen Stellung nehmen, sagen, was er meint und was er nicht meint, sich aber nicht rechtfertigen oder sich verteidigen. Dabei sollte er immer sehr klar und deutlich Stellung nehmen, also nicht »verschlüsselt«, »indirekt«, »durch die Blume« kommunizieren. Der Klient hat ein Recht auf Klarheit und Klarheit ist das Einzige, was hier hilft. Das gilt auch für Beziehungsangebote: Der Therapeut macht deutlich, dass er *keine* Freundschaft eingehen wird (nicht: will), dass er das sowohl persönlich *als auch* aus fachlichen Gründen nicht will.
- Gibt ein Therapeut Kommentare oder Erläuterungen ab, sollte er das ebenfalls so kurz wie möglich, so präzise wie möglich, un-euphemistisch und klar und verständlich tun.

Es sollen hier einige Beispiele für spezielle Strategien gegeben werden.
Bei *Kritik* oder *Vorwürfen* sollte ein Therapeut

- zugewandt, respektvoll bleiben, sich nicht ärgern, nicht defensiv werden;
- »dem Drachen ins Auge schauen«, den Klienten klar machen, dass er der Kritik nicht ausweichen, sondern sich ihr stellen wird;
- die Kritik als wichtig ansehen und sich dafür bedanken, dass der Klient offen kritisiert;
- deutlich machen, dass er sehr wohl sieht, dass er etwas getan hat, was die Reaktion des Klienten ausgelöst (nicht: verursacht) hat;
- dass er aber dennoch verstehen will, was genau er beim Klienten ausgelöst hat, da ihm der Klient und die Kritik wichtig sind;
- dass er den Klienten bittet, sich mit ihm auf eine solche Klärung einzulassen.

Also z. B.: »Ich merke, dass ich offenbar etwas gesagt/getan habe, was Sie stark verärgert hat«. Der Therapeut übernimmt die Verantwortung dafür, dass er »der Stimulus« war, was ja auch der Fall ist. Er übernimmt aber *nicht* die Verantwortung für die Reaktion des Klienten, denn die wird durch *Klienten*-Schemata etc. ausgelöst. Weitere geeignete Aussagen sind z. B.:

- »Ich finde es sehr gut, dass Sie das offen ansprechen, denn das gibt uns Gelegenheit, das genau zu klären.«: Hier lobt der Therapeut den Klienten für seine Offenheit, was ja sinnvoll ist. Und der Therapeut signalisiert sofort, dass daraus nun weitere *Klärung* resultieren muss!
- »Ich finde es sehr wichtig, was Sie sagen und ich möchte es sehr ernst nehmen.«: Der Therapeut ist komplementär und nimmt den Klienten und sein Anliegen ernst.
- »Ich möchte aber auch genau verstehen, was ich bei Ihnen ausgelöst habe.«: Nun »nimmt er den Klienten in die Pflicht«. Wenn der Klient kritisiert, darf er das, aber das Problem muss nun geklärt werden, damit die Beziehung vertrauensvoll bleiben kann.
- »Deshalb wäre es gut, wenn Sie nochmal genau schildern würden, was ich getan habe und was das bei Ihnen ausgelöst hat.«: Damit leitet der Therapeut die Klärungsphase ein.

Klienten können auch zwei Intentionen in einem Test gleichzeitig unterbringen: So kann ein Klient gleichzeitig die Kompetenz des Therapeuten testen und ihn auf »Weichei-Sein« abklopfen, z. B.:

- Klient: »Trauen Sie sich überhaupt zu, mit mir therapeutisch zu arbeiten?«
- Therapeut: »Ich sehe, dass Sie skeptisch sind, was meine Kompetenz betrifft (»dem Drachen ins Auge schauen«). Das ist ok, da Sie mich ja nicht kennen können (Akzeptierung). Ich kenne Sie auch noch nicht, daher kann ich noch nicht sagen, wie wir zusammenarbeiten. Ich denke jedoch, aufgrund meiner Erfahrung traue ich mir eine Arbeit mit Ihnen zu (Souveränität). Sie sollten aber Ihre Skepsis durchaus behalten und selbst prüfen, ob Sie mit mir arbeiten können und wollen (Souveränität)«.

Wichtig ist hier, dass ein Therapeut nie zu Therapiebeginn sagt, was er tun wird, denn das *kann er nicht wissen*. Er sollte stattdessen immer sagen, dass er *gründlich* sein wird, also erst gründlich klärt, bevor er *Vorschläge* macht.

Auch wenn ein Klient fragt, wie lange die Therapie dauern wird, kann ein Therapeut das nicht beantworten. Genau das muss er dem Klienten sagen: »Die Dauer hängt von vielen Faktoren ab, die wir jetzt noch nicht kennen können. Daher ist es nicht möglich, das jetzt zu sagen.«

Wird der Klient von einem (Borderline-)Klienten *beleidigt* (»Sie sind eine reduzierte Persönlichkeit.«), kann er so vorgehen:

»Ich denke, es fällt Ihnen im Augenblick schwer, mir zu vertrauen. Und ich denke, Sie wollen herausfinden, ob ich auf Sie sauer oder ablehnend reagiere. Das ist ok, das können Sie natürlich tun. Ich denke, ich werde nicht sauer oder ablehnend reagieren. Denn die Arbeit mit Ihnen ist mir wichtig und ich möchte etwas tun, damit Sie mir vertrauen können.«

Sagt der Klient dann, das alles sei ein Missverständnis, »lässt der Therapeut das so stehen«, d. h. er sagt: »Ok, dann nehme ich das zur Kenntnis«, ohne es zu bestätigen und ohne es weiter zu vertiefen.

Verhält sich der Klient *grenzüberschreitend*, indem er z. B. seine Füße auf die Strebe des Therapeuten-Stuhls setzt, dann sollte der Therapeut sich souverän zeigen und die Dominanz des Klienten nicht einfach zulassen:

»Ich denke, Sie wollen bequem sitzen. Das ist auch ok. Ich würde sie nur darum bitten zu respektieren, dass das hier *mein* Stuhl ist. Und wenn Sie Ihre Füße daraufstellen, dann stört mich das. Ich möchte Sie daher bitten, das nicht zu tun.«

Es kann sein, dass ein Klient eine persönliche Grenzsetzung des Therapeuten *nicht akzeptiert*, z. B. indem er die Füße drauf lässt oder äußert: »Sie sind aber empfindlich« o. ä. Dann ist der Therapeut *durchaus legitimiert, das zum Problem des Klienten zu machen*, denn er darf von einem Klienten erwarten, dass dieser Grenzen akzeptiert und den Therapeuten respektiert. Der Therapeut sollte dann seine Bitte nicht wiederholen und sie auch nicht erläutern oder gar verteidigen. Er hat das Recht, Grenzen zu setzen und zu erwarten, dass ein Klient sie respektiert. Und ein Klient sollte auch genau das lernen.

Sagt der Klient also: »Sie sind aber empfindlich«, sollte der Therapeut seine Aussage *nicht* begründen sich nicht rechtfertigen und sich nicht auf eine Diskussion mit dem Klienten einlassen.

Vielmehr sagt der Therapeut: »Was macht es Ihnen schwer, mein Anliegen zu akzeptieren und zu respektieren?«. Unter Umständen kann der Therapeut auch noch äußern: »Ich denke, Sie wollen auch von mir respektiert werden, das will ich gerne tun. Ich erwarte aber von Ihnen, dass Sie das auch tun.«

Also gilt bei Grenzüberschreitungen:

- Keine Rechtfertigungen!
- Keine Diskussionen!
- Eine Grenze sollte klar gesetzt werden.
- Sie kann *unter Umständen* begründet werden.
- Sie kann aber *nie* diskutiert werden!

9 Therapeutischer Aufbau von Änderungsmotivation

9.1 Änderungsmotivation

Aufgrund der hohen Ich-Syntonie und der massiven Vermeidungstendenz zeigen Klienten mit PD zu Therapiebeginn keine oder nur geringe Änderungsmotivation.

Sie nehmen wahr, *dass sie Kosten haben* und wollen die Kosten nicht, d. h. sie sind *kosten-reduktions-motiviert*: Sie wollen in der Therapie bzw. durch die Therapie ihre Kosten loswerden. Daher sind sie »therapie-motiviert«, d. h. sie sind in diesem Sinne zu einer Therapie motiviert. Man kann hier auch von »Leidensdruck« sprechen, man muss aber sehen, dass das »Leiden« durch die Kosten zustande kommt und daher noch *keine* Änderungsmotivation ist!

Die Klienten wollen aber oft, dass *andere* sich ändern oder dass der Therapeut ihnen »die Kosten wegnimmt« (»Wasch mir den Pelz, aber mach mich nicht nass.«): Leider gibt es das »therapeutische Trockenshampoo« aber noch nicht. Daher sind die Klienten bei aller Therapiemotivation *nicht änderungsmotiviert*: Sie sehen keine Verantwortung für ihre Probleme und auch keine Veranlassung, selbst etwas für eine Veränderung zu tun.

Diese Erkenntnisse, dass Klienten selbst Kosten erzeugen und dass sie dazu selbst aktiv werden müssen, müssen bei Klienten mit PD erst *aufgebaut* und geschaffen werden. Anders gesagt: Aus einer ich-syntonen muss eine ich-dystone Störung gemacht werden. Die Klienten müssen anfangen, eigene Handlungen, Überzeugungen usw. als *Problem* wahrzunehmen, das man aktiv angehen und lösen muss (vgl. Sachse, 2015c; Sachse et al., 2018).

Analysiert man das Problem jedoch genauer, dann wird deutlich, dass das nicht das ganze Problem ist: Es besteht nicht nur ein *Fehlen* einer Änderungsmotivation. Leider ist das Problem noch deutlich gravierender: Es gibt eine (unter Umständen starke) *Tendenz zu einer Stabilisierungsmotivation*.

9.2 Ambivalenz

Motivationstheoretisch muss man davon ausgehen, dass es im Therapieprozess *immer gleichzeitig zwei Tendenzen* gibt, d. h. jeder Veränderungsprozess ist *ambivalent*:

- *Eine Änderungstendenz*: Eine motivationale Tendenz, etwas zu verändern, aus der wiederum Tendenzen resultieren, etwas zu unternehmen, *aktiv* zu werden, im Therapieprozess compliant zu sein.
- *Eine Beharrungstendenz*: Eine motivationale Tendenz, nichts zu verändern, alles stabil zu halten, »alles beim Alten zu belassen« (man kann sie auch »Trägheitstendenz« oder Stabilisierungstendenz nennen). Aus dieser Tendenz resultiert, nichts zu unternehmen, was zu einer Veränderung beitragen könnte, nicht aktiv zu sein, im Therapieprozess nicht aktiv zu sein (und damit auch nicht compliant) und auch, therapeutische Maßnahmen zu sabotieren.

Mit jeder Veränderung sind nun positive und negative Konsequenzen verbunden: Gewinne und Kosten. Das Gleiche gilt für jede Beharrung. Auch diese hat immer sowohl Vor-, als auch Nachteile; auch hier gibt es Gewinne und Kosten.

Manchmal muss man den Klienten erst im Therapieprozess vermitteln, dass *jede* Entscheidung Kosten hat, man solche Kosten letztlich akzeptieren und mit ihnen leben muss, man Entscheidungen meist danach trifft, welche Alternative die meisten *Gewinne* verspricht, man aber manchmal Entscheidungen danach treffen muss, mit welchen *Kosten* welcher Alternative man besser leben kann.

Es gibt einige Klienten, die in die Therapie kommen, *damit der Therapeut ihnen eine dritte Alternative aufzeigt*: Die Alternative, die alles löst, hohe Gewinne einbringt und nichts kostet. Hier muss der Therapeut dem Klienten klarmachen, dass man für diesen Wunsch Verständnis haben kann, es eine solche Alternative in diesem Teil des Universums aber nicht gibt.

Somit setzt sich jede dieser Tendenzen aus Kosten und Gewinnen zusammen, sodass sich ein Vier-Felder-Schema ergibt (▶ Tab. 9.1).

Tab. 9.1: Die Kosten von Veränderung und Beharrung

	Kosten	Gewinne
Veränderung	V_K	V_G
Beharrung	B_K	B_G

Dabei sind:

- V_K: *Veränderungskosten*: Dies sind die Kosten, die jemand aufbringen muss, um sein Verhalten, seine Schemata, sein »System« aktiv zu verändern: Hier sind vor allem relevante Faktoren
  - die nötige Anstrengung: sich aufraffen, sich bemühen müssen, Ausdauer zeigen, Energie aufwenden müssen etc.;
  - Frustrationen: Veränderungen erfolgen meist nicht linear; es gibt Enttäuschungen, Frustrationen, Rückschläge, die man verkraften und bewältigen muss;
  - Risiken: Macht man sich auf, ein System zu verändern, dann kann man an dieser Aufgabe scheitern; man geht damit also immer das Risiko des Scheiterns ein.

V_K ist somit der subjektiv eingeschätzte Kostenfaktor einer Veränderung, es geht also um die Kosten, die man hätte und die man durch seine Aktionen erzeugen würde. Verhaltenstheoretisch geht es hier also um ein C- (negative Konsequenzen).

- V_G: *Veränderungsgewinne*: Hier geht es darum einzuschätzen, was man durch eine Veränderung gewinnen könnte. Um dies einzuschätzen, muss man *Ziele* definieren, also bestimmen, was man erreichen *möchte* und was man erreichen *kann*. Man muss unterscheiden zwischen
    - kurzfristigen Zielen: Was kann man schnell erreichen und gewinnen, was bekommt man unmittelbar?
    - langfristigen Zielen: Was kann man langfristig erreichen und gewinnen, welche positiven Effekte werden sich nach einiger Zeit einstellen?

Hier geht es um *Annäherungsziele*, also um das Gewinnen *positiver Konsequenzen*, verhaltenstheoretisch gesprochen also um C+. Dabei geht es auch hier um Ziele, die man selbst erreichen kann und die man sich selbst zuschreibt.

- B_K: *Beharrungskosten*: Dies sind die Kosten, die das dysfunktionale System *im Augenblick schon erzeugt*: also die Kosten des eigenen ungünstigen Verhaltens, der eigenen Schemata usw. Und es geht um die Kosten, die das dysfunktionale System auch in Zukunft erzeugen wird (falls man es nicht verändert).

Hier geht es um die Kosten, von denen eine Person nicht nur wahrnimmt, dass sie sie *hat*, sondern von der eine Person wahrnehmen sollte, dass sie sie *erzeugt*, also um Kosten, *die sie auf sich selbst und auf ihr System attribuiert*. Die »Umkehrung« der Kosten wirkt wieder motivationsfördernd: Denn es stärkt die Änderungstendenz, wenn Klienten »die Kosten loswerden wollen«.

- B_G: *Beharrungsgewinne*: Das sind die Gewinne, die eine Person durch ihr dysfunktionales System erwirkt: Sie bekommt z. B. Zuwendung für Symptome, kann sich von Belastungen befreien usw. Solche Gewinne können z. T. sehr erheblich sein, sie werden jedoch oft von der Person selbst gar nicht wahrgenommen oder die Person möchte diese Aspekte nicht wahrnehmen oder wahrhaben.

Zunächst einmal wird deutlich, dass ein Therapeut zweierlei tun muss:

- Er muss die Faktoren der Änderungstendenz *steigern*.
- Er muss die Faktoren der Beharrungstendenz *senken*.

Aus der Analyse der relevanten Faktoren lassen sich Schlüsse ableiten über die Strategien, die ein Therapeut zur Steigerung der Änderungsmotivation verwenden kann.

9.3 Steigerung der Änderungsmotivation

9.3.1 Arbeit mit Kosten

Die Faktoren, die Klienten in der Regel, zumindest zum Teil, schon zu Beginn der Therapie klar sind, sind die *Kosten* des dysfunktionalen Systems.
Es kann sich um sehr unterschiedliche Arten von Kosten handeln, z. B.:

- *Interaktionskosten*: Der Klient erzeugt Konflikte durch seine Regeln, Verärgerung, Beziehungsabbrüche etc.
- *Gesundheitskosten*: Der Klient erzeugt psychosomatische Probleme, Burnout usw.
- *Unzufriedenheit*: Der Klient bemerkt, dass er trotz aller Anstrengung unzufrieden bleibt.

Die meisten Klienten wissen, dass sie Kosten haben, denn das ist die Basis der *Therapiemotivation*, d. h. der Motivation, eine Therapie aufzusuchen (was aber in gar keiner Weise identisch ist mit Änderungsmotivation). Denn hätten sie diese Kosten »nicht auf dem Schirm«, wären sie gar nicht da (es sei denn, sie werden vom Partner geschickt, dann aber ist die Motivationssituation noch ungünstiger, weil sie oft dann *gar* nicht Therapie machen wollen).
Klienten bemerken z. B.,

- dass sie unzufrieden sind,
- dass ihr Verhaltensspielraum eingeschränkt ist,
- dass sie wichtige Ziele nicht erreichen oder Motive frustrieren,
- dass sie interaktionelle Kosten haben,
- dass ihre Partnerschaft schlecht läuft,
- dass ihre Gesundheit leidet etc.

Therapeuten sollten nun aber von zwei wesentlichen Aspekten ausgehen und diese unbedingt mitberücksichtigen:
1. Wenn Klienten Kosten wahrnehmen, dann erzeugt das »Leidensdruck«: Also ein »Leiden an den Kosten«. Dies kann u.U. eine *Therapiemotivation* erzeugen, also die Motivation, eine Therapie aufzusuchen. Es erzeugt jedoch noch keine Änderungsmotivation. Denn nur Kosten zu »haben«, kann leicht die Tendenz erzeugen zu erwarten, dass *andere* (einschließlich des Therapeuten) etwas tun sollten, um die Kosten zu reduzieren!

> Es ist sehr wesentlich, dass Therapeuten begreifen: Erst dann, wenn Klienten erkennen, dass sie Kosten erzeugen, d. h. wenn sie die Ursache der Kosten bei sich selbst sehen, erzeugen Kosten auch Änderungsmotivation!
> Das Gleiche gilt für den sogenannten »Leidensdruck«: Denn Leidensdruck wird durch Kosten erzeugt. Damit ist Leidensdruck nicht identisch mit Änderungsmotivation!

> Es genügt daher nicht, wenn Klienten erkennen, dass sie Kosten *haben*, sie müssen auch erkennen, dass sie Kosten *erzeugen*.

2. Klienten weisen aber noch eine andere Tendenz auf, die ihre Änderungsmotivation reduziert: *die Tendenz, sich Kosten schönzurechnen*. Klienten realisieren damit (in unterschiedlichem Ausmaß) Strategien der Selbsttäuschung (Sachse, 2020c). Subjektiv spielen sie Kosten herunter, indem sie z. B. sagen,

- die Kosten seien eigentlich gar nicht so hoch (z. B. »im Vergleich zu dem, was andere aushalten müssen«),
- dass sie die Kosten gut aushalten können,
- dass die Kosten irgendwann schon nachlassen werden,
- dass es zu den Kosten keine Alternative gibt etc.

Therapeuten müssen deshalb Maßnahmen ergreifen, Klienten diese Strategie systematisch zu sabotieren!

Da Kosten-Faktoren meist *die ersten Aspekte sind, die Klienten wahrnehmen* und da sie schon einige Kosten wahrnehmen, beginnt ein Therapeut immer mit der Strategie, Kosten zu bearbeiten. Damit kann ein Therapeut schon sehr früh im Therapieprozess beginnen.

Hier hat ein Therapeut drei prinzipielle Vorgehensweisen zur Verfügung, die er letztlich *alle* anwenden sollte:

1. Kosten salient machen.
2. Kosten relevant machen.
3. Deutlich machen, dass Klienten Kosten erzeugen.

Die Vorgehensweisen werden von oben nach unten konfrontativer: Dem Klienten zu zeigen, dass er selbst Kosten erzeugt, kann durchaus schon konfrontativ sein; d. h. der Therapeut benötigt für diese Strategie schon deutlich mehr Beziehungskredit.

Kosten salient machen

Der Therapeut spiegelt dem Klienten an jeder möglichen Stelle die vom Klienten angesprochenen Kostenfaktoren; z. B.:

- »Sie sind unzufrieden mit sich selbst.«
- »Sie haben immer wieder Konflikte mit Ihrer Partnerin.«
- »Es gibt immer wieder Streit mit Arbeitskollegen.«
- »Sie merken, dass Sie selbst unter Stress geraten.«
- »Sie bemerken Ihre Erschöpfung viel zu spät.« usw.

Damit hält er die Kosten *immer wieder auf dem Schirm* des Klienten, bringt sie damit ins Bewusstsein und macht sie bedeutsam. Dabei understatet der Therapeut nicht, er übertreibt aber auch nicht (denn das könnte Reaktanz auslösen), sondern bringt die Kosten einfach auf den Punkt, konkret, zentral, ohne Euphemismen. Damit wirkt er auch der Tendenz des Klienten entgegen, »sich Kosten schönzurechnen«.

Auch diese Strategien haben einen *Marker-Effekt*: Der Therapeut muss diese Strategie oft realisieren, ehe der Klient sie ernst nehmen kann und anfängt, sich damit auseinanderzusetzen.

Kosten relevant machen

Kosten sind für einen Klienten deshalb relevant, weil sie mit dem Motivsystem des Klienten in Zusammenhang stehen: Ein Ereignis X ist ein Kostenfaktor, weil es die Erreichung eines Zieles sabotiert, zu einer Frustration eines Motivs führt u.ä. Und je stärker ein Faktor Ziele sabotiert oder Motive frustriert und je relevanter die Ziele oder Motive sind, desto relevanter sind die Kosten und desto höher ist die Änderungstendenz.

Daher gilt: Der Therapeut sollte dem Klienten immer und immer wieder deutlich und explizit machen, *wie relevant seine Kosten sind*, also was die Kosten ihn eigentlich kosten; z. B. was es für ihn tatsächlich bedeutet, wenn Arbeitskollegen auf ihn sauer sind, wenn er seine Partnerin verliert, welche weiteren Folgen das hat, welche wichtigen Ziele blockiert und welche negativen Affekte dadurch erzeugt werden usw.

Diese Strategie dient auch dazu, die Tendenz des Klienten, sich Kosten schönzurechnen, immer wieder zu sabotieren. So kann ein Therapeut z. B. sagen:

- »Die Konflikte mit Ihrer Partnerin sind sehr unangenehm, denn sie hätten sehr gerne eine gute Beziehung.«
- »Wenn Ihre Partnerin Sie verlässt, wären Sie ganz allein und das wäre schrecklich.«
- »Wenn Ihre Gesundheit leidet, können Sie nicht mehr leistungsfähig sein und Ihre Ziele nicht mehr erreichen.«
- »Sie merken, dass Ihre Unzufriedenheit Ihr ganzes Leben vergiftet.« usw.

Deutlich machen, dass der Klient Kosten erzeugt

Hier sollte der Therapeut *Zusammenhänge* herstellen zwischen den Kosten und dem Verhalten des Klienten, seinen Regeln, Schemata usw.: »Ihre Frau ist sauer, *weil Sie XY tun*.«, »Ihr Blutdruck steigt, *weil Sie* sich ärgern.«, »Sie genießen kein Hobby, *weil Sie* es immer wieder zu einer Leistungssituation machen.«

Daher greift ein Therapeut die Kosten auf, muss dem Klienten aber *die* Aspekte, die er (noch) nicht wahrnimmt, *per Konfrontationen* klar machen.

Diese Interventionen sind konfrontativ, weil der Klient diese Aspekte nicht sieht und in hohem Maße gar nicht sehen will: Er *will* nicht wahrnehmen, dass *er* die Kosten *aktiv* verursacht, er will die Verantwortung nicht übernehmen, er will nicht aktiv etwas tun müssen u. a.

Macht ein Therapeut diese Aspekte deutlich, dann handelt er *gegen die Intention des Klienten*, der nimmt dadurch immer Beziehungskredit in Anspruch. Dies macht diese Phase der Therapie schwierig. Der Klient empfindet die Konfrontationen als unangenehm und es kann hier durchaus sein, dass er zwar erkennt, dass er etwas tun müsste, dass er sich *jedoch aktiv dagegen entscheidet* und die Therapie abbricht.

Tatsächlich gibt es zu konfrontativen Strategien aber keine Alternative: Entweder, es gelingt dem Therapeuten, Änderungsmotivation zu entwickeln oder die Therapie scheitert!

Diese Strategie sabotiert auch die Selbsttäuschungsstrategie »Kosten schönrechnen«. Diese Tendenz bedeutet, dass ein Klient sich selbst vormacht,

- die Kosten »seien im Grunde ja nur minimal«.
- er könne sie »ohne Weiteres aushalten«.
- die Kosten würden mit der Zeit von selbst weniger u. a.

Alle diese Strategien »machen die Kosten lebbar«, sie senken jedoch stark die Änderungsmotivation: Daher muss ein Therapeut sie wirksam sabotieren! Und das kann er sehr gut durch die Strategie »Kosten relevant machen« tun!

Die wichtigste Strategie ist aber, dem Klienten deutlich zu machen, dass er nicht nur Kosten *hat* und dass die Kosten *unangenehm* sind, sondern dem Klienten deutlich zu machen, dass er Kosten *aktiv erzeugt*, also die Verantwortung für die Kosten hat! Denn »Selbst-Attribution« ist die entscheidende Komponente der Änderungsmotivation. Daher muss der Therapeut Interventionen der Art realisieren:

- »Sie merken, dass Ihre Frau sauer wird, weil Sie sie ständig manipulieren.«
- »Sie haben Stress, weil Sie sich selbst ständig unter Druck setzen.«
- »Sie bleiben unzufrieden, weil Sie gar nichts dagegen tun.«

Vor allem sollte ein Therapeut dem Klienten die Effekte eigener Regeln vor Augen führen, z. B.:

- »Sie wollen, dass Ihre Frau Ihnen Sonderrechte einräumt, aber Ihre Frau reagiert darauf sauer. Und das belastet Ihre Beziehung sehr stark.«
- »Sie reagieren sehr sauer auf Kritik. Dadurch ärgern Sie aber Ihre Arbeitskollegen und das führt zu ganz schlechten Beziehungen.«

Ein Therapeut, der solche Konfrontationen realisiert, sollte sich klar machen, *dass die unterschiedlichen Strategien unterschiedlich konfrontativ wirken.*

Die Konfrontation mit Kosten wirkt meist nur mäßig konfrontativ, weil die Klienten das meist schon wissen.

Die Konfrontation mit der Relevanz wirkt mittel-konfrontativ, weil die Klienten oft nicht daran erinnert werden wollen.

Eine Konfrontation mit der Verantwortung wirkt meist massiv konfrontativ, weil Klienten das nicht hören wollen.

Die Reduktion oder die Beseitigung von Kosten ist ein wesentlicher *Motivator* für den Klienten: Der Klient profitiert persönlich davon, »die Kosten loszuwerden«. Dabei geht es um *Vermeidungsziele*, also darum, negative Zustände zu beseitigen.

Dem Klienten muss in der Therapie deutlich werden, dass er daran arbeiten kann, die Kosten zu reduzieren, was er davon haben kann – und zwar kurz- als auch langfristig. Diese Effekte aufzuzeigen ist meist therapeutisch einfach: Der Therapeut macht deutlich, dass die Kosten wegfallen können und welche Folgen es für den Klienten hätte, wenn die Kosten wegfallen würden.

Dem Klienten leuchtet das meist unmittelbar ein, oft war ihnen das »im Prinzip« auch vorher schon klar.

9.3.2 Gewinne einer Veränderung deutlich machen

Um potentielle Gewinne aus einer Veränderung antizipieren zu können, muss ein Klient Ziele abgeleitet haben: Er muss bestimmen, was er durch die Therapie erreichen *möchte* und was er durch die Therapie erreichen *kann*.

Hier geht es vor allem um die Bestimmung von »Annäherungszielen«, also darum, welche positiven Ziele ein Klient erreichen und welche positiven Effekte er herstellen will. Auch geht es um kurzfristige, vor allem aber um langfristige Ziele, d. h. Ziele mit langfristig wirksamen Folgen.

Motivationstheoretisch wird davon ausgegangen, *dass die Bestimmung dieser Ziele schwierig ist* und zwar aus mehreren Gründen:

- Klienten weisen oft zu Therapiebeginn ein hohes Ausmaß an *Alienation* (vgl. Beckmann, 2006; Kuhl & Beckmann, 1994; Kuhl & Kaschel, 2004) auf, sie haben einen schlechten Zugang zu ihrem Motivationssystem: Damit können sie aber noch gar nicht wirklich bestimmen, was sie wirklich möchten und welche Ziele sich im Laufe der Therapie als wirklich relevant herauskristallisieren.
- Die Ziele, die die Klienten zu Therapiebeginn ableiten, werden oft aus dysfunktionalen (Regel- und Norm-)Schemata abgeleitet und sollten daher gar nicht über die Therapie hinweg verbindlich bleiben: Diese Ziele ändern sich (und sollen das auch) mit der therapeutischen Veränderung der entsprechenden Schemata.
- Klienten können am Anfang der Therapie, wenn sie noch wenig über ihre Ressourcen, Möglichkeiten usw. realistisch wissen, noch nicht wirklich bestimmen, welche Ziele sie wirklich erreichen können. Sie können unrealistische Ziele angeben oder können Ziele als »jenseits ihres Horizonts« wahrnehmen.
- Klienten haben oft zu Therapiebeginn keine gute Vorstellung von langfristigen Zielen: Gerade diese haben aber wichtige Motivationsfunktionen.

Aus all diesen Gründen muss man davon ausgehen,

- dass es meist illusorisch ist anzunehmen, dass Klienten zu Therapiebeginn schon wirklich relevante Ziele angeben können (Püschel & Sachse, 2009),
- dass man Ziele erst im Laufe der Therapie und *durch die Therapie* entwickelt und
- dass man aber im Verlauf der Therapie an der Entwicklung solcher Ziele *auch aktiv arbeiten* muss.

Therapeut und Klient sollten sich daher immer wieder explizit Zeit nehmen, um über die Frage zu arbeiten: Was kann ich durch die Therapie kurz- und langfristig Positives erreichen?

Der Therapeut sollte den Klienten darin unterstützen, seine Motive zu klären, Phantasien zu entwickeln, was er möchte und was ihm guttut. Er sollte mit dem Klienten langfristige Phantasien entwickeln, welche weiteren Entwicklungen aus kurzfristigen Effekten folgen können und was diese für den Klienten bedeuten würden. Zu beachten ist, dass es hier um Annäherungs- und nicht um Vermeidungsziele geht – also nicht um die Reduktion negativer, sondern um die Entwicklung positiver Ziele.

Ähnlich wie bei Kosten gibt es also auch hier drei Arten von Strategien:

1. *Gewinne salient machen*: Der Therapeut arbeitet mit dem Klienten heraus, welches die Ziele sein können, was kurzfristig und was langfristig erreicht werden kann. Und der Klient soll sich all das möglichst plastisch und konkret vorstellen. Hier sind Phantasie-Übungen hilfreich: Ein Klient kann entspannt die Augen schließen und sich fragen, was er eigentlich in einem bestimmten Kontext, z. B. in seiner Partnerschaft, möchte, was sich gut anfühlen würde, was ihn zufrieden machen würde. Dann lässt er »seiner Phantasie freien Lauf«. Auf diese Weise kann er sogenannte »implizite Motive« repräsentieren (vgl. Brunstein, 2006; Brunstein & Maier, 2005; McClelland et al., 1989).
2. *Gewinne relevant machen*: Der Therapeut sollte den Klienten anleiten herauszuarbeiten, was eine Erreichung eines Ziels für den Klienten persönlich bedeuten würde. Was wäre gut daran? Wie würde es sich anfühlen? Welche Konsequenzen hätte es noch? Der Klient soll diese Zustände auch fühlen und genießen, damit sie ihre Anreizfunktion voll entfalten können.
3. *Deutlich machen, dass der Klient die Gewinne selbst erreicht*: Der Therapeut sollte dem Klienten auch immer klar machen,
   - dass er die Ziele und die positiven Zustände selbst (mit Hilfe des Therapeuten) erreichen kann und
   - dass er die Ziele aber auch selbst erreichen muss; sie fallen ihm nicht zu, er gewinnt sie nicht im Lotto, er muss auch aktiv etwas dafür tun.

> Ein Klient kann vor allem dann davon ausgehen, dass er Ziele auch tatsächlich erreichen kann, wenn er annimmt, dass er dazu die Fähigkeiten, Ressourcen und Möglichkeiten hat, d. h. wenn er über eine hohe *Selbst-Effizienz-Erwartung* verfügt: Damit steigert eine hohe Selbst-Effizienz-Erwartung die Motivation, eine geringe Selbst-Effizienz-Erwartung reduziert Motivation und eine Selbst-Effizienz-Erwartung von Null bringt eine Motivation zum Erliegen.

D. h. um Änderungsmotivation zu erhöhen, muss der Therapeut die Selbst-Effizienz-Erwartung des Klienten steigern. Er kann dies tun

- durch Betonung/Verbesserung der konkreten Fähigkeiten des Klienten,
- durch Abbau von Hindernissen wie dysfunktionale Schemata,

- indem er alle diese Fortschritte des Klienten ihm immer wieder salient macht, also immer wieder »auf den Schirm des Klienten bringt«,
- durch ein hohes Ausmaß von Ressourcenaktivierung beim Klienten.

Therapeuten sollten hier damit deutlich erkennen, dass Methoden der Ressourcenaktivierung nicht nur Kompetenzen stärken, sondern auch die Änderungsmotivation steigern.

Es wird aus dem Gesagten deutlich, dass Maßnahmen zur Steigerung der Änderungstendenz oft nicht genügen: Es kann bei Klienten (insbesondere bei Klienten mit PD) erforderlich sein, parallel dazu Maßnahmen anzuwenden, *die die Beharrungstendenz reduzieren.*

Tatsächlich sind diese Maßnahmen meist deutlich schwieriger zu realisieren und erfordern einen höheren therapeutischen Aufwand.

9.4 Senkung der Beharrungstendenz

9.4.1 Kosten der Veränderung senken

Natürlich kann ein Therapeut die Einschätzung der Veränderungskosten nicht auf null reduzieren: *Jede* Veränderung ist mit Anstrengung und mit Risiken verbunden, daran geht kein Weg vorbei. Von daher gesehen sind diesen Maßnahmen schon deutliche Grenzen gesetzt.

Ein Therapeut kann jedoch versuchen, Aspekte zu »entschärfen« und zu reframen. Er kann dem Klienten hier verschiedene Aspekte verdeutlichen, indem er dem Klienten klar macht,

- dass dieser *schrittweise* vorgehen kann (»baby steps«), dass jeder Schritt nicht aufwendig sein muss, jedoch trotzdem ein Fortschritt ist und dass es wichtig ist, sich überhaupt in die richtige Richtung zu bewegen;
- dass er sein eigenes Tempo selbst bestimmen kann, dass er Pausen machen kann, wenn es ihm zu viel wird und dass er jeden Schritt gut vorbereiten kann;
- dass er jeden Schritt als Herausforderung wahrnehmen kann, als wichtige Aufgabe, die der Klient bewältigen kann;
- dass der Therapeut ihn unterstützt, ihn vorbereitet, ihm hilft;
- dass die mit dem Schritt verbundenen Risiken (z. B. zu scheitern) gering sind;
- dass der Therapeut dem Klienten helfen kann, sollten dennoch Frustrationen und Rückschläge eintreten;
- dass es eine »individuelle Bezugnorm-Orientierung« gibt: Der Klient soll jeden Fortschritt damit vergleichen, wo er vorher war, damit er auch kleine Veränderungen bemerken und wertschätzen kann;
- dass kleine Veränderungen nicht »ehrenrührig«, sondern notwendig sind (der Therapeut macht in hohem Maße eine Ressourcenaktivierung, betont Fähigkeiten und Möglichkeiten);

- dass er in der Therapie wesentliche Fertigkeiten erlernen und erarbeiten kann und dass auch das eine Herausforderung ist.
- dass der Therapeut ihm diese Fähigkeiten und Veränderungen zutraut und dass er sich über das Zögern des Klienten wundert.

9.4.2 Gewinne der Beharrung bearbeiten

Gewinne aus dem dysfunktionalen System spielen oft eine wesentliche Rolle, vor allem, weil diese oft erst im Laufe der Therapie deutlich werden: Sie sind oft verdeckt, getarnt, fallen nicht direkt auf. Besonders relevant ist dieser Faktor bei Klienten mit Persönlichkeitsstörungen (PD.): Hier zeigen die Personen manipulative Verhaltensweisen (Images und Appelle), mit deren Hilfe sie Interaktionspartner dazu bringen, ihnen Aufmerksamkeit zu geben, Belastungen abzunehmen, für sie da zu sein etc. Die Gewinne aus manipulativem Verhalten können extrem groß sein und damit zu starken Beharrungstendenzen führen.

Leitet ein Therapeut therapeutische Maßnahmen ein und übersieht er, dass ein Aspekt (z. B. »Angst«) für den Klienten nicht nur Kosten erzeugt, sondern auch Gewinne, auf die der Klient nicht verzichten will, dann kann der Klient die Therapie sabotieren: Er setzt den Therapeuten unter Druck (»Helfen Sie mir und tun Sie es schnell!«), ist pseudo-kooperativ (»Ich tue alles, was Sie wollen.«), arbeitet jedoch in gar keiner Weise mit (»Ihre Maßnahmen verschlimmern das Problem.«).

Wie Franz Caspar (persönliche Kommunikation) es so treffend formuliert: Man kann dem Klienten nicht den Ast absägen, auf dem er sitzt, ohne ihm vorher einen anderen, komfortableren angeboten zu haben. Denn sonst wird er das Absägen des Astes verhindern. Wichtig ist aber auch, dem Klienten zu zeigen, dass der Ast, auf dem er sitzt, im Grunde »seinem Hintern verdammt weh tut«.

Therapeuten können hier prinzipiell

- *das manipulative Handeln der Klienten transparent machen und aufdecken*, was bei Klienten mit PD in aller Regel erforderlich ist, was jedoch (stark bis sehr stark) konfrontativ wirkt, weshalb Therapeuten vorher über ein ausreichendes Ausmaß an Beziehungskredit verfügen müssen;
- *die Gewinne transparent machen*, also deutlich machen, was die Klienten von diesem Verhalten haben, wie sie sich entlasten usw. (was ebenfalls konfrontativ wirkt); auf diese Weise werden Art, Ausmaß und Relevanz der Gewinne langsam deutlich;
- dem Klienten deutlich machen, dass das Verhalten (immer und kurz- oder langfristig) nicht nur zu Gewinnen, *sondern auch zu (hohen) Kosten führt*; dazu soll eine Bereitschaft geschaffen werden, das Verhalten zu modifizieren;
- mit dem Klienten herausarbeiten, ob und *wie er die Gewinne auf funktionalerem Wege erreichen kann*: Kann er ähnliche Effekte durch funktionaleres Handeln gewinnen? Erhält er durch besseres Handeln andere, ebenfalls positive Effekte? Muss er auf bestimmte Gewinne verzichten und (wie) kann er das?

9.4 Senkung der Beharrungstendenz

Ein Therapeut kann mit dem Klienten herausarbeiten, dass er viele Aspekte, die er durch manipulatives Handeln erreicht, auch durch authentisches Handeln erreichen kann und zwar mit erheblich weniger Kosten und Nebenwirkungen.

Dazu kann es erforderlich sein, dass Therapeut und Klient solche authentischen Alternativ-Handlungen aufbauen. Ist das der Fall, kann der Klient oft eher leicht auf manipulative Strategien verzichten.

Ein Therapeut sollte sich aber hier keine Illusionen machen: *Es gibt interaktionelle Ziele, die man mit hoher Wahrscheinlichkeit nur durch manipulatives Handeln erreichen kann.*

Wenn ein Klient Sonderrechte durchgesetzt hat, weil sich als schwach, hilflos etc. darstellt, dann entbindet ihn sein Partner von vielen Pflichten: Z. B. muss er nicht abwaschen, sich im Haushalt um nichts kümmern usw. Es ist klar, dass man solche Ziele eher nicht authentisch erreichen kann: Geht der Klient zu seinem Partner und sagt: »Schatz, ich hätte gerne Sonderrechte und möchte von x, y und z entbunden werden und das bedeutet, dass Du das für mich machen musst«, ist es unwahrscheinlich, dass er zur Antwort bekommt: »Ja Schatz, herzlich gerne, das wollte ich schon immer tun.« Es ist viel wahrscheinlicher, dass der Partner sagt: »Auf keinen Fall! Du hast Dich ebenfalls am Haushalt zu beteiligen.«

Das macht klar, dass ein Klient erkennen kann, dass er, wenn er manipulatives Handeln aufgibt, auf die Erreichung bestimmter Interaktionsziele verzichten muss.

In der Therapie kann der Therapeut mit ihm herausarbeiten, dass er an anderen Stellen dadurch etwas gewinnt (die Beziehung zu seinem Partner verbessert sich) und das kann es ihm erleichtern, auf Sonderrechte zu verzichten. Aber: *Auf bestimmte Aspekte wird er wohl verzichten müssen*.

Das macht klar, warum einige Klienten sich in dieser Phase dafür entscheiden, *nicht* auf diese Gewinne zu verzichten und daher eher auf Therapie verzichten. Das kann ein Therapeut mit dem Klienten klären, letzten Endes muss der Therapeut eine solche Entscheidung aber akzeptieren.

Auch hier ist es noch erforderlich, die *Misserfolgserwartung* des Klienten zu reduzieren: Dies wird zu einem großen Teil schon bei »Kosten der Veränderung« mitbearbeitet, kann aber noch einmal ein eigener Punkt werden. Der Therapeut sollte die Zweifel des Klienten mit diesem systematisch herausarbeiten, sie systematisch prüfen, sie bearbeiten und wenn möglich widerlegen. Hier ist es hilfreich, wenn ein Therapeut davon ausgeht, dass ein Klient konkrete Ressourcen hat und diese finden kann – allerdings auch finden muss.

10 Komorbiditäten

10.1 Begriff

Arbeitet man therapeutisch mit Klienten, die eine PD aufweisen, dann spielt das Problem der Komorbidität eine große Rolle (vgl. Sachse & Kiszkenow-Bäker, 2020a, 2020b, 2020c, 2020d, 2020e).

Komorbidität bedeutet, dass eine Person mehr als eine Störung aufweist, strenggenommen, dass sie mehr als eine Diagnose erhält. Dabei kann eine Person neben einer PD

- noch eine oder mehrere andere Persönlichkeitsstörungen oder -stile aufweisen,
- andere »Achse-I-Störungen« aufweisen wie Ängste, Depressionen, Somatisierungen, psychosomatische Störungen usw.

Psychologisch muss man jedoch davon ausgehen, dass es nicht damit getan ist, dass Klienten mehrere Diagnosen aufweisen, also Störungen, die »nebeneinander existieren«, aber nichts miteinander zu tun haben.

Betrachtet man die Psyche eines Menschen als ein *komplexes System* (Haken & Schiepek, 2010), dann wird sofort ersichtlich, dass es wahrscheinlich ist, *dass die beiden Störungen psychologisch wechselwirken*: Sie beeinflussen sich gegenseitig oder sie wirken gemeinsam auf eine weitere Störung ein. Dabei können sie sich gegenseitig schwächen, gegenseitig verstärken oder sie können gemeinsam auf andere psychische Aspekte einwirken.

Man kann annehmen, dass es zwei Fälle gibt:

1. *Schwache Wechselwirkung*: Die beiden Störungen wechselwirken nur schwach oder an eher irrelevanten Stellen, sodass man die Störungen im Wesentlichen als unabhängig auffassen kann.
2. *Starke Wechselwirkung*: Die Wechselwirkung ist stark und/oder relevant, sodass man die Störungen nicht als unabhängig auffassen kann, sie sind *funktionell verbunden*.

Welcher Fall jeweils vorliegt, spielt für die Psychotherapie eine entscheidende Rolle.

10.2 Art der Komorbidität

Geht man bei einem Klienten von einer PD aus, dann gibt es zwei Arten von Wechselwirkungen:

1. Die Wechselwirkung der PD mit einer Achse-I-Störung (wie Angst, Depression etc.).
2. Die Wechselwirkung der PD mit einer anderen PD.

Bei einer Wechselwirkung einer PD mit einer Achse-I-Störung kann es prinzipiell Komorbiditäten mit *allen* Störungen geben: Sehr häufig sind Komorbiditäten mit Ängsten, Depressionen oder auch mit psychosomatischen Störungen.

Es kann auch eine Komorbidität von zwei (oder mehr) PD geben: Die Wahrscheinlichkeit, dass eine Störung einzeln auftritt, ist deutlich geringer als die Wahrscheinlichkeit, dass eine Komorbidität existiert. Daher sollte ein Therapeut, wenn er eine PD feststellt, *immer* darauf achten, ob eine weitere Störung existiert.

Bezüglich der Komorbidität zweier PD kann man sagen:

- Es gibt *keine* Komorbidität, die es nicht gibt: Sämtliche Kombinationen können vorkommen.
- Es gibt Komorbiditäten, die häufig sind, wie narzisstisch und histrionisch, selbstunsicher und zwanghaft.
- Es gibt Komorbiditäten, die sehr selten sind, wie schizoid und histrionisch, schizoid und narzisstisch.

10.3 Kompatible und konflikthafte Komorbiditäten

Eine Komorbidität kann für eine Person kompatibel oder konflikthaft sein.

Kompatibel bedeutet, dass die beiden Störungen sich nicht widersprechen, sich gegenseitig nicht behindern oder sich sogar gegenseitig fördern. Ein klassisches Beispiel dafür ist Narzissmus und Histrionik: Die Störungen haben ähnliche Schemata, ähnliche Ziele, ähnliche Manipulationen. Wenn ein Klient mit Narzissmus auch über die Fähigkeiten einer Histrionik verfügt, kann er nicht nur inhaltlich gute Vorträge halten, er macht dabei auch noch eine gute »Show«. Ob und in welchem Ausmaß das der Fall ist, hängt jedoch immer vom einzelnen Klienten ab. In seltenen, ganz speziellen Konstellationen können jedoch auch Narzissmus und Histrionik konflikthaft sein.

Konflikthaft bedeutet, dass die beiden Störungen sich »beißen«, sich gegenseitig behindern oder stören; dadurch entsteht bei der Person ein *interner Konflikt*. Das Paradebeispiel dafür ist Narzissmus und Zwanghaftigkeit: Eine narzisstische Störung bedeutet, dass die Person große Entwürfe macht, sich kaum um Details kümmert, gut delegieren kann, schnell entscheidet, risikofreudig ist, flexibel ist u. a. Zwanghaftigkeit jedoch bedeutet, dass sich die Person stark um Details kümmert, dadurch oft große Zusammenhänge aus dem Blick verliert, schlecht delegieren und sich nicht schnell entscheiden kann, Risiken scheut und eher starr und unflexibel ist.

Damit behindern sich die beiden Störungen maximal.

Kompatible Komorbiditäten bedeuten meist,

- dass die Person wenig internale Konflikte hat,
- dass die Störungen sich gegenseitig stützen,
- dass dadurch die Ich-Syntonie des Gesamtsystems steigt,
- dass das die Änderungsmotivation reduziert.

Konflikthafte Komorbiditäten bedeuten oft,

- dass die Klienten (massive) interne Konflikte aufweisen,
- was subjektiv unangenehm und belastend ist,
- was aber dadurch höhere Kosten verursacht,
- die Gesamt-Ich-Syntonie senkt
- und damit die Änderungsmotivation erhöhen kann.

10.4 Komorbidität mit Achse-I-Störungen

Liegt bei einem Klienten eine Achse-I-Störung komorbid vor, dann muss ein Therapeut immer als Erstes feststellen, welcher Fall gegeben ist:

1. Die beiden Störungen sind weitgehend voneinander unabhängig: Z. B. hat ein Klient mit Narzissmus komorbid eine Angststörung. Diese stört ihn selbst stark und er nutzt sie nicht im Rahmen des Narzissmus zur Manipulation von Partnern. In einem solchen Fall kann ein Therapeut *die beiden Störungen unabhängig voneinander therapieren*, unter Umständen kann er die Angststörung *vor* der PD therapieren. Dies hat manchmal zur Folge, dass die Angststörung relativ schnell reduziert wird und der Therapeut dadurch deutlich Beziehungskredit erhält, den er für die Therapie des Narzissmus gut gebrauchen kann.
2. Die beiden Störungen sind funktional verbunden: In diesem Fall ist meist die Achse-I-Störung ein Teil der PD: Z. B. wird die Angst innerhalb einer Histrionik in hohem Maße zur Manipulation von Interaktionspartnern genutzt, d. h. Angst ist Teil einer manipulativen Strategie. In diesem Fall sind die beiden Störungen keineswegs voneinander unabhängig und man kann sie auch nicht unabhängig voneinander therapieren. Man kann auch nie die Angststörung vor der PD therapieren. Denn wenn man das tut, nimmt man dem Klienten auch Kosten, aber vor allem nimmt man ihm eine extrem wichtige Strategie (auf die er aber so lange nicht verzichten kann, solange die Histrionik nicht bearbeitet ist). Daher lässt der

Klient eine Angsttherapie hier gar nicht zu: Er sabotiert, die Störung wird schlimmer, die Therapie stagniert u. a. Der Therapeut hat keine sinnvolle Wahl, er muss die PD vor der Angst-Problematik behandeln, d. h. er muss den Klienten dazu veranlassen, sich nicht mit Angstthemen, sondern mit Beziehungsthemen zu befassen. Hat der Klient die Histrionik dann im Griff, dann »verschwindet« die Angst oft ohne eine spezielle Intervention: Der Klient braucht die Strategie nicht mehr und »schaltet sie ab«. Bleibt die Angst aber erhalten, kann der Therapeut nun eine sinnvolle Angsttherapie machen und der Klient wird nun kooperativ sein.

10.5 Komorbidität von Persönlichkeitsstörungen

Weist ein Klient zwei oder mehr PD auf (manchmal auch eine Komorbidität einer PD mit einem Stil), dann gilt meist Folgendes:

Fast nie sind in diesem Fall beide Störungen gleich stark ausgeprägt: Eine Störung ist dominant, erzeugt mehr Probleme und Kosten als die andere, ist häufiger aktiviert u. a. Diese Störung wird *Leitstörung* genannt.

Das therapeutische Prinzip heißt damit:

- Ein Therapeut sollte feststellen, welche Störung die Leitstörung ist.
- Er sollte sich dann therapeutisch vor allem um *diese* Störung kümmern, denn sie hat auch therapeutisch Vorrang.

Weist ein Klient zwei PD auf, dann sind die beiden Störungen *so gut wie nie gleichzeitig aktiviert*: Zu einem Zeitpunkt ist eine davon dominant und bestimmt den »state of mind«, also die aktuellen Verarbeitungen, Handlungen usw.

D. h. der Klient befindet sich zu einem Zeitpunkt immer im »Modus *einer* Störung«, die andere tritt in den Hintergrund.

Der Modus kann aber aufgrund interner Verarbeitungen wechseln oder der Klient wechselt den Modus aufgrund äußerer Stimuli. Er befindet sich dann z. B. nicht mehr im Narzissmus-Modus, sondern im Histrionik-Modus. Dann ändern sich seine aktuellen Ziele, Normen, Schemata, Manipulationen usw. *und* es ändert sich auch, auf welche Art komplementärer Beziehungsgestaltung der Klient jeweils reagiert. Reagiert der Klient im Narzissmus-Modus positiv auf Anerkennungssignale, reagiert er im Histrionik-Modus positiv auf Wichtigkeitssignale!

Für einen Therapeuten ist es daher von extrem großer Bedeutung zu beachten, dass ein Klient auch *während einer Therapiestunde* (oder während des Therapieprozesses) die Modi wechseln kann! Denn: Um wirksam therapieren zu können, sollte sich der Therapeut *auf den jeweiligen Modus des Klienten einstellen.*

Wenn ein Klient im Narzissmus-Modus ist, dann ist das Motiv Anerkennung dominant, d. h. der Klient reagiert auf eine Komplementarität zum Anerkennungsmotiv. Befindet sich der Klient dagegen im Histrionik-Modus, dann ist das

Motiv Wichtigkeit dominant, der Klient reagiert dann auf eine Komplementarität zum Wichtigkeitsmotiv. Darüber hinaus sind in den beiden Modi unterschiedliche Schemata salient, der Klient realisiert unterschiedliche Arten von Manipulationen usw.

Das bedeutet, dass ein Therapeut einen Klienten nur dann wirklich sinnvoll therapeutisch »erreicht«, wenn er sich auf den jeweiligen Modus des Klienten einstellt.

11 Die Phasen 3, 4 und 5: weitgehend »normale« Therapie

Die Phase 3 der Therapie bezieht sich auf eine systematische Klärung problemrelevanter dysfunktionaler Schemata, Phase 4 auf die therapeutische Bearbeitung dieser Schemata sowie auf den Aufbau von Alternativ-Verhalten und Phase 5 auf den Transfer der Ergebnisse der Therapie in den Alltag.

In diesen Phasen wirkt sich eine PD von Klienten in aller Regel nur noch wenig aus, der Therapeut kann daher »therapy as usual« durchführen.

Manchmal gibt es noch Probleme, die auf eine PD zurückgehen, die sich aber mit »normalen« therapeutischen Mitteln lösen lassen, z. B.:

- Klienten mit HIS haben oft Probleme, sich auf eine internale Perspektive im Klärungsprozess einzulassen und das bedeutet, dass Therapeuten diese Prozesse intensiver und länger trainieren müssen.
- Klienten mit PD können immer mal wieder in den manipulativen Modus »zurückfallen«, was bedeutet, dass der Therapeut wieder auf entsprechende Strategien zurückgreifen muss.
- Das bedeutet auch, dass ein Therapeut unter Umständen durchweg konfrontative Strategien immer mal wieder verwenden muss.
- Ein Misstrauen dem Therapeuten gegenüber kann erneut auftauchen, unter Umständen auch nach konfrontativen Interventionen. Der Therapeut sollte daher in der Lage sein, immer wieder Phasen einer intensiven Beziehungsgestaltung zu realisieren.

Das alles bedeutet aber nur, dass Klienten in den Phasen 3, 4 und 5 gelegentlich wieder in einen »PD-Modus« zurückkehren können, was sie aber immer seltener tun und dass ein Therapeut darauf genauso reagieren kann, wie in den Phasen 1 oder 2, oder indem er Strategien der Klärung intensiver einsetzt: Ein Therapeut benötigt hier also keine spezifisch neuen Strategien mehr.

11.1 Wann kann ein Therapeut mit Phase 3 beginnen?

Eine wesentliche Frage für den Therapeuten ist damit, woran ein Therapeut bemerkt, dass die Phase 2 »abgeschlossen« ist und ein Therapeut nun in Phase 3 eintreten kann, also davon ausgehen kann, dass die spezifischen PD-Probleme vom Klienten nun weitgehend reduziert sind.

Geht der Therapeut davon aus, dann kann er zunehmend Interventionen realisieren, die auf eine Klärung dysfunktionaler Schemata abzielen, wo er, wie gesagt, damit rechnen sollte, dass PD-Strategien immer wieder mit auftauchen können.

Will ein Therapeut eine fundierte Hypothese darüber bilden, ob ein Übergang zu Phase 3 nun möglich ist, kann er den Klientenprozess nach folgenden Leitfragen analysieren:

1. Hat der Klient nun Vertrauen zum Therapeuten?
2. Nimmt die Präsentation von Images und Appellen dem Therapeuten gegenüber ab?
3. Hat der Klient sein manipulatives Handeln dem Therapeuten gegenüber reduziert?
4. Hat der Klient sein Vermeidungsverhalten reduziert?
5. Bemüht sich der Klient überwiegend, den Interventionen des Therapeuten zu folgen?

11.1.1 Vertrauen

Da Klärungsprozesse schwierige und für den Klienten »heikle« Prozesse sind, werden sich Klienten in aller Regel nur darauf einlassen, wenn sie dem Therapeuten vertrauen. Die Frage ist nun: Woran merkt der Therapeut, dass der Klient ihm nun vertraut?

Ein wichtiger Indikator bezieht sich auf die vom Klienten thematisierten Inhalte: Hat der Klient nur geringes Vertrauen, dann vermeidet er persönliche, hoch relevante und vor allem selbstwertbelastende Inhalte. Je stärker er jedoch dem Therapeuten vertraut, desto mehr solcher Inhalte thematisiert er. Daher sollte sich der Therapeut fragen:

- Thematisiert der Klient persönlich relevante Inhalte, die mit seinen Problemen zusammenhängen bzw. nimmt eine solche Thematisierung zu?
- Thematisiert der Klient Inhalte, die ihm unangenehm, peinlich u. a. sind und die er nicht offensichtlich preisgeben würde bzw. nimmt eine solche Thematisierung zu?
- Thematisiert ein Klient Inhalte, die (stark) selbstwertbedrohlich, (hoch) konflikthaft u. a. sind bzw. nimmt eine solche Thematisierung zu?

11.1.2 Images und Appelle

Alle Menschen realisieren bisweilen Images und Appelle. Klienten mit PD tun dies zu Therapiebeginn jedoch in hohem Maße. Die Frage ist dann: Nimmt die Realisierung von Images und Appellen ab?

Sehr wahrscheinlich wird die Rate jedoch nicht auf null abfallen, da Images und Appelle »normal« sind. Und der Klient muss seine Images und Appelle auch *nur dem Therapeuten gegenüber reduzieren*, nicht anderen Interaktionspartnern gegenüber. Denn die Frage ist erst einmal nur, ob sich das innertherapeutische Handeln des Klienten ändert?

Eine wesentliche Frage ist daher: Liegt das Niveau der Realisierung von Images und Appellen auf einem Niveau, das man als »normal« bezeichnen kann?

11.1.3 Manipulation

Das Gleiche gilt für alle manipulativen Handlungen und Strategien: Auch die sollten dem Therapeuten gegenüber auf ein »normales« Niveau absinken.

11.1.4 Vermeidung

Klienten vermeiden zu Therapiebeginn in hohem Maße bestimmte Inhalte. Dann verwenden sie bestimmte Strategien, wie z. B.:

- mit »Ich weiß nicht.« antworten
- Fragen beantworten, die nicht gestellt wurden
- Generalisierung und Normalisierung
- Unlösbarkeitskonstruktionen u. a.

Auch Vermeidung sinkt nie auf null: Immer wieder mal kann ein Klient eine Vermeidung realisieren. Das Ausmaß an Vermeidung sollte aber gering bzw. im Prozess deutlich weniger geworden sein.

11.1.5 Folgen von Interventionen

Interventionen des Therapeuten enthalten Absichten und sind »Bearbeitungsangebote«: Der Therapeut möchte, dass der Klient daraufhin etwas Bestimmtes tut. Die Frage ist dann aber, ob der Klient dem Therapeuten folgt oder nicht.
  Man muss allerdings sehen, dass Klienten hier zwei Probleme haben können:

- Sie wollen der Intervention des Therapeuten folgen, können das aber aus irgendwelchen Gründen nicht.
- Sie wollen der Intervention des Therapeuten gar nicht folgen.

Hier geht es um den zweiten Fall: Die Frage ist also, ob ein Klient *kooperativ* ist, sich darum *bemüht*, eine Intervention des Therapeuten umzusetzen (auch dann, wenn ihm das nicht gelingt).
  Eine solche Art von Bemühen sollte der Therapeut beim Klienten bei der überwiegenden Zahl seiner Interventionen erkennen. Die Frage ist dann erneut, woran der Therapeut das erkennt.
  Von einem Bemühen des Klienten, einer Intervention eines Therapeuten zu folgen, kann man ausgehen, wenn ein Klient aufgrund einer Intervention

- eine Pause macht und die Intervention »auf sich wirken lässt«,
- konzentriert wirkt und deutlich »nach innen blickt«,

- eine Antwort sucht,
- eine Antwort entwickelt u. a.

11.2 Realistische Therapie-Ziele

Therapeuten sollten sich selbst realistische Ziele setzen. Und realistische Ziele heißt bei Klienten mit PD nicht, dass man eine Störung »komplett beseitigen« kann.

Schemata sind nicht »löschbar«, man kann sie zwar so weit bekommen, dass sie den Klienten weitgehend »in Ruhe lassen«, sie bleiben aber immer latent vorhanden. Meist wird ihre Wirkung durch Therapie auch *reduziert*, nicht »aufgehoben«. Klienten können ihre Schemata, wenn diese gehemmt sind, auch »unter Kontrolle bekommen«.

D. h. Klienten können sozusagen lernen, »ihre Störung im Griff zu haben«, sodass sie die Ausprägung ihrer Störung kontrollieren und nicht ihre Störung sie kontrolliert.

Es ist möglich, durch Therapie aus einer »Störung« einen »Stil« zu machen. Manipulationen können reduziert werden und ein Klient kann lernen, sie funktional einzusetzen. Er kann authentisches Handeln aufbauen und seine Lebensqualität erheblich verbessern.

Aber wenn eine Person z. B. eine narzisstische Störung hatte, dann wird sie auch nach der Therapie mindestens noch einen narzisstischen Stil haben: Mehr ist therapeutisch nicht erreichbar und mehr ist auch nicht erforderlich.

Wie effektiv eine Therapie sein kann, hängt von der Stärke der Störung und von der Art der Störung ab. So kann man sagen:

- Wenn man die Störung auf einer 20-Punkte-Skala festlegen würde, dann könnte man durch Therapie die Störungsausprägung im Schnitt um 5-7 Punkte reduzieren, manchmal aber auch weniger, in einzelnen Fällen auch stärker. D. h. eine 20-Punkte-Störung ist nach der Therapie auf 14, eine 14-Punkte-Störung auf 8.
- Die Therapie ist bei Nähe-Störungen effektiver als bei Distanz-Störungen.
- Gute Ergebnisse gibt es bei Narzissmus, Histrionik, Dependenz und Selbstunsicherheit.
- Mittlere Ergebnisse gibt es bei schizoider und passiv-aggressiver PD.
- Wenig effektiv ist die Therapie bei Zwanghaftigkeit und paranoider Störung sowie bei erfolglosen Histrionikern und bei erfolglosen Narzissten.

Das gilt für alle Therapien und ist damit ein »systemimmanenter Faktor« der Persönlichkeitsstörung: Distanz-Störungen und erfolglose Varianten zeigen Bedingungen, die Therapie einfach schwieriger machen.

Auf alle Fälle sollten Therapeuten keine überhöhten Ziele setzen – weder für Klienten, noch für sich. Therapie ist wirksam, wenn man sie gut macht, aber Therapeuten können nicht zaubern. Ein Therapeut sollte mit einer Haltung in die Therapie gehen wie der Butler bei »Dinner for one«: »I do my very best.«

12 Für fortgeschrittene Therapeuten: Die Beachtung nonverbaler und paraverbaler Signale im Therapieprozess

12.1 Einleitung: Was sind und wie wirken paraverbale und nonverbale Signale?

12.1.1 Begriffsbestimmung

Paraverbale und nonverbale Signale spielen in jeder Kommunikation von Menschen eine wesentliche Rolle und damit auch in der therapeutischen Kommunikation. Durch diese Signale werden viele Informationen vermittelt oder Botschaften gesendet: Informationen über emotionale Zustände, Befindlichkeiten und Botschaften wie Zuneigung, Ablehnung, Dominanz usw. (vgl. Argyle, 2013; Forgas, 1999; Frindte, 2001; Grice, 1975, 1978; Hogg & Vaughan, 2011; Merten, 2007).

Nonverbale Signale sind solche, die eine Person ganz ohne Einbezug von Sprache sendet, also z. B. Mimik, Gestik u. a.

Paraverbale Signale sind solche, die mit verbalen Signalen einhergehen, diese begleiten, mit ihnen verbunden sind wie Stimmhöhe, Lautstärke u. a.

Menschen unterscheiden sich stark darin, in welchem Ausmaß sie paraverbale oder nonverbale Signale verwenden. Manche »modulieren« ihre Sprache sehr stark – ändern je nach Situation Lautstärke, Pausen, Stimmhöhe usw. Manche Menschen machen viele, ausladende Gesten und begleiten fast jede Aussage damit (zu diesen gehören z. B. Personen mit Histrionik).

Manche Menschen sprechen aber auch eher monoton und »ausdruckslos«, sie machen dabei auch kaum Gesten. Personen realisieren jedoch auch diese Signale situationsabhängig und in Abhängigkeit davon, was sie jeweils ausdrücken wollen.

Im Durchschnitt spielen aber nonverbale und paraverbale Signale in den meisten Interaktionen eine Rolle: Personen verwenden die Signale, um Aussagen zu illustrieren, zu betonen, aber auch um Aussagen zu relativieren oder sogar um widersprüchliche Botschaften zu senden.

Hier soll es vor allem um kommunikativen Aspekt dieser Signale gehen, also um die Frage, welche Botschaften Personen durch solche Signale senden wollen oder auch senden, obwohl sie es nicht wollen. Denn durch ihr »Ausdrucksverhalten« geben Personen Informationen über sich, ihre Zustände, ihre Gedanken usw. preis, auch dann, wenn sie das gar nicht intentional tun und ein aufmerksamer Beobachter kann diese Signale wahrnehmen und verarbeiten.

Im Therapieprozess tun Klienten dasselbe: Manche sitzen wie erstarrt, ohne Mimik und Gestik (oft schizoide Klienten), manche zeigen sehr lebhafte Mimik und

Gestik (wie Histrioniker). Klienten verfolgen in Interaktionen (innerhalb wie außerhalb der Therapie) mit diesen Signalen auch bestimmte Handlungsziele, z. B. indem sie, wie bereits beschrieben, bestimmte Images und Appelle senden.

Die Klienten senden damit nicht nur *Informationen* über innere Zustände, sondern auch und in hohem Maße *Botschaften* an Therapeuten: Eine Botschaft ist etwas, von dem ein Sender will, dass der Empfänger aufgrund der Botschaft etwas Bestimmtes weiß, annimmt, glaubt oder etwas Bestimmtes tut oder nicht tut.

Diese Signale enthalten, vor allem im Therapieprozess, viele sehr interessante Aspekte: Einerseits erhält ein Therapeut *Informationen* über Emotionen, interne Zustände usw. vom Klienten. Andererseits kann er aber auch die gesendeten Botschaften wahrnehmen und zu »dekodieren« versuchen (und dadurch z. B. Images und Appelle rekonstruieren).

Die Nutzung dieser Signale als Informationsquellen durch den Therapeuten ist aber *alles andere als einfach*: Zum einen sind Therapeuten oft schon vollauf damit beschäftigt, die verbale Botschaft des Klienten »zu dekodieren«, sodass sie für weitere Informationen gar keine Kapazität mehr haben. Zum anderen sind paraverbale und nonverbale Signale in hohem Maße »verschlüsselt« und müssen, mit Hilfe anderer, verfügbarer Informationen, »dekodiert« und verstanden werden. Das ist kognitiv aufwendig und erfordert viele kognitiven Ressourcen.

Daher ist es für Therapeuten sehr hilfreich, den para- oder nonverbalen Kommunikationskanal nutzen zu können. Es erfordert aber eine hohe Fähigkeit der Informationsverarbeitung und ist daher eher etwas für Experten als für Anfänger.

Aus mehreren Gründen muss man annehmen, dass der verbale Kanal besonders relevant ist und das bedeutet, Therapeuten, die auf para- oder nonverbale Signale achten, dürfen den verbalen nicht völlig außer Acht lassen!

12.1.2 Kommunikationskanäle und Signalkongruenz

Die drei Arten von Signalen (verbale, paraverbale und nonverbale) machen drei *Kommunikationskanäle* auf: Durch diese Kanäle werden Informationen und Botschaften an den Empfänger übermittelt und zwar auf unterschiedliche Weise, *mit unterschiedlichen Mitteln*, gewissermaßen in »unterschiedlichen Kodierungen«. Es werden also Botschaften in unterschiedlichen »Codes« übermittelt.

Damit kann man *drei Kommunikationskanäle* unterscheiden:

1. *Verbaler Kanal*: Hier gibt man Informationen über Worte, Aussagen, Texte wieder: Es ist eine »deutlich ausgedrückte Botschaft«, also eine sogenannte *explizite Botschaft*. Auch das Verstehen von Texten ist nicht einfach, jedoch ist es einfacher als das Verstehen para- oder nonverbaler Signale. Und über den verbalen Kanal werden viele Informationen gegeben, die man als Empfänger *benötigt*, um para- und nonverbale Signale überhaupt verstehen zu *können* (s. u.).
2. *Paraverbaler Kanal*: Dies sind Signale, die die sprachliche Äußerung von Texten begleiten, die zusammen mit dem verbalen Text vom Sprecher produziert werden wie die Lautstärke einer Aussage, Pausen, Betonungen usw. Diese Signale »ergänzen« die verbalen Signale.

12.1 Einleitung: Was sind und wie wirken paraverbale und nonverbale Signale?

3. *Nonverbalen Kanal*: Dies meint die Gabe von Information, die nicht über Texte stattfindet und auch nicht mit Texten verbunden ist. Es sind Signale, die durch den Körper gesendet werden: Gesichtsausdrücke, Bewegungen, räumlicher Abstand usw.

Mit Hilfe verbaler, paraverbaler oder nonverbaler Signale will eine Person eine Botschaft übertragen, sie will, dass ein Interaktionspartner dadurch etwas Bestimmtes weiß, glaubt, annimmt. Dabei handelt es sich meist um eine *Beziehungsbotschaft*, also um Informationen über den Stand der Beziehung oder um Images und Appelle.

Dabei kann, was die *Inhalte* der Kommunikation betrifft, (mehr oder weniger) die *gleiche Botschaft* übermittelt werden, d. h. die gleiche Botschaft wird verschieden kodiert, bedeutet aber im Wesentlichen das Gleiche. Da ein Code eine Botschaft immer etwas verändert, kann durch die drei Kanäle nie die *identische* Botschaft vermittelt werden: Auch ein Text, den man vom Deutschen ins Englische übersetzt, bedeutet meist nicht exakt dasselbe. Worte haben im Deutschen andere Konnotationen usw., sodass jede Codierung den Text mehr oder weniger verändert.

Es können auf den Kanälen aber auch *verschiedene Botschaften* übermittelt werden, die nur wenig miteinander zu tun haben: Wenn ich verbal Ärger ausdrücke und gleichzeitig meine Sitzposition ändere, dann kann es sein, dass ich die Position nur deshalb verändere, weil mein Hintern kneift, nicht weil ich ärgerlich bin. Verbal vermittle ich »Ich ärgere mich.«, nonverbal vermittle ich aber nur »Mein Hintern kneift.«

Auch aus solchen Gründen muss man mit der Interpretation nonverbaler oder paraverbaler Signale immer vorsichtig sein, man muss sehr gut rekonstruieren, was genau sie bedeuten. Interpretative »Schnell-Schüsse« können leicht in die Irre führen.

Die Botschaften auf den drei Kanälen, und das ist besonders wichtig, können sich aber auch *widersprechen*: Ich kann z. B. verbal äußern, dass ich jemanden mag, aber nonverbal Distanz halten, wenig Mimik zeigen, mit »harter« Stimme sprechen und so im Grunde Ablehnung kommunizieren. Oder ich kann einem Interaktionspartner, der mich kritisiert, verbal sagen, es sei alles ok und ich sei nicht sauer, zeige aber nonverbal (Mimik) und paraverbal (Stimmlage) Betroffenheit.

Daher gibt es zwei besonders relevante Fälle: Die übereinstimmende und die widersprüchliche Information. Beide Fälle sind für einen Empfänger hoch aufschlussreich:

1. Verbale, paraverbale und nonverbale Botschaften senden die gleiche Botschaft (nur anders »kodiert«), d. h. die Botschaften stimmen überein, ergänzen sich, bestätigen sich gegenseitig oder widersprechen sich zumindest nicht. In diesen Fall hat man es mit *Signalkongruenz* zu tun, d. h. die Signale der drei Ebenen stimmen (mehr oder weniger) überein.
2. Verbale, nonverbale und paraverbale Botschaften *widersprechen* sich: Auf dem verbalen Kanal wird eine positive Botschaft vermittelt (z. B.: »Ich mag Dich.«), paraverbal (z. B. durch harsche Ausdrucksweise, zu starke Lautstärke o. a.) und auch nonverbal wird Ablehnung kommuniziert (z. B. durch großen Abstand, Wegdrehen des Körpers, starre Mimik u. a.). Diesen Fall nennt man *Signalinkongruenz*.

Signalkongruenz erzeugt beim Empfänger den Eindruck, dass die Information eher valide ist, da die beiden Ebenen sich gewissermaßen gegenseitig bestätigen. Beim Empfänger entsteht ein Gefühl von Stimmigkeit. Dadurch wird ein Vertrauen zum Sender aufgebaut.

Bei Signalinkongruenz hat der Empfänger den Eindruck, es können nicht beide Informationen stimmen. Der Empfänger ist verunsichert, hat den Eindruck, er kann der Information oder auch dem Sender nicht trauen. Er muss sich auch bemühen herauszufinden, welche Information denn nun stimmt.

Signalinkongruenz erzeugt schnell ein *Störgefühl*, selbst dann, wenn der Empfänger die Widersprüche kognitiv noch gar nicht klar bemerkt hat. Solche Störgefühle sollte man als Therapeut sehr ernst nehmen, dann aber versuchen, die Ursache davon zu klären.

In jedem Fall erhält aber der Empfänger wichtige Informationen und oft sind die Informationen, die durch Inkongruenz vermittelt werden, besonders interessant, weil sie oft »einen Blick hinter die Fassade ermöglichen«: Der Sender gibt damit oft Informationen, die er »eigentlich« gar nicht geben wollte!

12.1.3 Validität der Information

Über den verbalen Kanal hat eine Person relativ weitgehende Kontrolle: Sie überlegt, was sie sagen will und was sie nicht sagen will und »zensiert« Inhalte, die sie nicht mitteilen möchte. Sie verschweigt diese, stellt sie verändert dar, beschönigt usw. Natürlich gelingt das nicht vollständig: Man macht spontan Aussagen, denkt nicht ausreichend über die Konsequenzen seiner Aussagen nach oder Inhalte »rutschen einem raus«, man verstrickt sich in Widersprüche usw. Dennoch: Bei verbalen Botschaften ist die Kontrolle über den »Output« recht groß!

Der paraverbale und der nonverbale Kanal sind dagegen nur schwer kontrollierbar! Dies liegt einmal daran, dass die Ausdrücke in den Kanälen normalerweise hoch automatisiert, hoch intuitiv und »am Bewusstsein vorbei« gesteuert werden. Daher senden diese Kanäle Informationen direkt, unzensiert.

Eine Person kann nun intentional versuchen, Kontrolle zu übernehmen, also ihren Gesichtsausdruck, ihre Stimmlage usw. zu kontrollieren, um dem Interaktionspartner bestimmte Informationen *nicht* zu geben oder um ihm falsche Informationen zu geben.

In einem gewissen Umfang gelingt dies durchaus: Man kann Gesichtsausdrücke kontrollieren, mit etwas Übung sogar recht gut. Dennoch gibt es hier Probleme:

- Da man eine derartige Kontrolle meist nicht macht, ist sie nicht automatisiert, sie erfordert also bewusste Überwachung und bewusste Kontrolle. Damit erfordert sie ein recht hohes Ausmaß an kognitiven Ressourcen.
- Da die Person aber parallel handeln muss, Informationen verarbeiten muss und für solche Aktionen Ressourcen braucht, kann sie ein so hohes Maß an Ressourcen nicht lange für eine Kontrolle zur Verfügung stellen: Irgendwann »kollabiert« die Kontrolle, der Person entgleitet immer wieder zwischendurch die Kontrolle oder sie gelingt nur zeitweise.

- Das gesamte nonverbale und paraverbale Ausdrucksverhalten ist extrem komplex: Um *alle* Aspekte zu kontrollieren, bräuchte die Person viel mehr Ressourcen, als sie hat. In aller Regel ist es daher völlig unmöglich, dass eine Person alle Ausdrücke kontrollieren kann: Kontrolliert sie ihr Gesicht, schafft sie es schon nicht mehr, Gesten, Stimmlage usw. zu kontrollieren.

Daher kann man schließen:

- Durch nonverbale oder paraverbale Kanäle dringen Informationen über Befindlichkeiten, Absichten usw. einer Person nach außen.
- Eine Person kann solche Kanäle, in denen »Informationen durchsickern«, nur für kurze Zeit kontrollieren.
- Muss sie parallel noch andere Aufgaben erledigen, schafft sie eine Kontrolle kaum noch.
- Die Person kann es nie schaffen, alle Ausdrücke auf allen Kanälen zu kontrollieren, also dringt immer Information nach außen.

Formuliert man diese Erkenntnis anders, dann kann man sagen: Die para- und nonverbale Informationsquelle ist hoch valide!

Da diese Kanäle schlecht zu kontrollieren und damit »zu zensieren« sind, besteht eine hohe Wahrscheinlichkeit, dass dadurch Botschaften übermittelt werden,

- die die Person gar nicht übermitteln, sondern eher verschweigen will,
- die genau das übermitteln, was ein Klient wirklich denkt, fühlt u. a.

Während eine Person im verbalen Kanal relativ leicht lügen, Informationen verschweigen oder verzerren kann, gelingt ihr das im nonverbalen und paraverbalen Kanal weit weniger gut. Daher sind oft die Botschaften, die paraverbal oder nonverbal übermittelt werden, *valider als* verbale Botschaften.

So macht es Sinn, dass ein Therapeut lernt, solche Botschaften zu erkennen und zu dekodieren.

12.1.4 Dekodierbarkeit der Information

Die durch para- und nonverbale Kanäle übermittelte Information ist sehr interessant und hoch valide, aber nur dann, wenn man sie versteht, also wenn man die *Information auch dekodieren kann*.

Das ist wiederum der entscheidende Nachteil an dieser Art der Information: Sie ist deutlich schwieriger zu dekodieren und zu verstehen! Daher nützt einem Empfänger hoch valide Information oft recht wenig, weil er nicht weiß, was sie eigentlich bedeutet.

Verstehen meint hier ein valides Rekonstruieren der Bedeutung, also die Dekodierung dessen, was die Information tatsächlich bedeutet. Gemeint ist nicht ein »heiteres Inhaltsraten« von Bedeutungen, was viele Personen bei solchen Informationen machen: Sie interpretieren drauf los und denken, dass alles, was sie denken, der Realität entspricht. Das ist psychologisch aber *kompletter Unsinn*! Denn leider ist genau dieses Dekodieren das zentrale Problem: Mimik und Gestik, aber auch paraverbale Indikatoren, sind *mehrdeutig*: Sie können immer auf unterschiedliche Inhalte und Bedeutungen hinweisen.

Macht eine Person z. B. eine deutliche Geste, kann sie damit einen verbalen Inhalt unterstreichen und betonen; vielleicht ist das aber auch nur ein Habit und sie macht immer große Gesten, die aber inzwischen gar nichts mehr bedeuten.

Jemand, der die Stirn runzelt, kann dadurch Zweifel oder Missbilligung zum Ausdruck bringen; vielleicht runzelt er aber häufig die Stirn oder er hat im Augenblick einen völlig anderen Grund dafür.

Jemand, der sich durch den Bart streicht, kann dadurch Verunsicherung zeigen, es kann aber auch sein, dass er dies in allen Situationen tut und in allen psychischen Zuständen, sodass die Geste *gar nichts* bedeutet.

Jede Art nonverbaler oder paraverbaler Information bedeutet isoliert gar nichts: Sie macht immer erst im Kontext anderer Informationen Sinn!

> Es ist ohne weitere Informationen, die man von einer Person hat oder die man aus dem Kontext ableiten kann, nie möglich, die Bedeutung eines nonverbalen oder paraverbalen Signals eindeutig zu kennen!

Para- und nonverbale Informationen haben den Vorteil, in höherem Maße valide zu sein, aber nur dann, wenn es gelingt, ihre Bedeutung eindeutig zu erkennen. Daher sind solche Informationen insgesamt wertvolle Zusatzinformationen zu verbalen Informationen; sie sind aber insgesamt den verbalen Informationen nicht überlegen und kommen ohne solche Informationen auch gar nicht aus!

Selbst wenn der Therapeut einen Gesichtsausdruck eines Klienten eindeutig als »Ärger« interpretieren kann, weiß er ohne weitere Information nicht, was den Ärger auslöst, welche Appraisal-Prozesse beim Klienten dem Ärger zugrunde liegen, welche Schemata beteiligt sind usw. Das heißt: Er hat nicht die leiseste Ahnung, *was genau der Ärger bedeutet*!

Der Therapeut kann, wenn er das Kodier-System von Ekman (vgl. Ekman, 1976, 2012; Ekman & Friesen, 1967, 1968, 1969a, 1969b, 1975) richtig anwendet, mit hoher Validität auf Ärger schließen. Aber leider weiß er dadurch, ohne (meist verbale) Informationen, noch *sehr wenig*. Erst wenn er diese Information mit verbalen Informationen kombiniert, kann er verstehen, was der Ärger ist.

Der Nachweis von »Ärger« durch ein Rating mag daher zwar »harte Daten erzeugen«, sie nützen aber ohne »weiche« verbale Daten gar nichts. Insgesamt ist die Interpretation nur so »hart«, wie die weichsten beteiligten Daten.

Bei aller Validität, die paraverbale und nonverbale Informationen liefern, sind solche Informationen nur dann sinnvoll, wenn man sie mit anderen Informationsquellen in Zusammenhang bringen kann: Als isolierte Informationen ist ihr Wert relativ gering. Das macht das Verstehen solcher Informationen und Botschaften jedoch *hoch komplex, sehr schwierig* und *aufwendig*!

12.1.5 Nonverbale Signale

Es soll hier nun genauer darauf eingegangen werden, was genau nonverbale Signale sind.

Nonverbale Signale sind alle Ausdrucksformen einer Person, die sie einem Interaktionspartner übermitteln kann, völlig unabhängig von verbalen Informationen. Im Einzelnen kann man unterscheiden zwischen:

- *Blickkontakt*: Das bedeutet, dass man einen Interaktionspartner direkt in die Augen schaut. Hier hat man die Indikatoren:
  - *Häufigkeit*: Wie häufig nimmt jemand pro Zeiteinheit Blickkontakt auf?
  - *Dauer*: Wie lange hält jemand Blickkontakt aufrecht ohne wegzugucken?
  - *Intensität*: Handelt es sich um ein »dezentes Hingucken« oder um »Starren«?
- *Mimik*: Sie beschreibt die Art des Gesichtsausdrucks:
  - *Emotionen*: Durch Mimik werden Emotionen ausgedrückt.
  - *Dauer*: Dauert ein Ausdruck lange oder ist er kurz (»Mikro-Mimik«)?
  - *Intensität*: Wird ein Ausdruck eher angedeutet oder ist er stark?
- *Gestik*: Dies meint Bewegungen der Hände, Arme und Finger; Gesten können eher angedeutet sein bis massiv ausladend.
- *Körperhaltung*:
  - *Drehung der Körperachse*: Der Körper kann zum Interaktionspartner hin oder vom Interaktionspartner weggedreht sein.
  - *Entspannung*: Der Körper kann angespannt oder entspannt sein.
- *Orientierungswinkel* (▶ Abb. 12.1)

Synchronisation: Synchronisation bedeutet, dass zwei Interaktionspartner ihr Handeln aufeinander abstimmen, z. B. gleichzeitig zu einem Glas greifen, gleichzeitig ihre Körperposition ändern u. a.

Zu den einzelnen Aspekten sollen nun noch weitere, für den Therapeuten relevante Informationen gegeben werden.

Blickkontakt

Blickkontakt ist ein sehr wesentliches Kommunikationssignal (vgl. dazu Argyle & Williams, 1969; Argyle et al., 1974; Beattie, 1983; Ellyson et al., 1981; Exline & Winters, 1966; Jellison & Ickes, 1974; Kleinke, 1986).

Menschen, die sich kennen und mögen, nehmen bei Gesprächen häufig und lange Blickkontakt auf. In engen Beziehungen wirkt längerer Blickkontakt erotisierend.

Durch Blickkontakt kann eine Person Interesse, Zuneigung u. a. signalisieren; dabei sind mit Blickkontakt positive Gesichtsausdrücke, sanfte Stimmlage, leiseres Sprechen u. a. verbunden.

Unter normalen Umständen nehmen Personen dann mehr Blickkontakt auf, wenn sie weiter voneinander entfernt sind. Beim Sprechen sieht eine Person einen Interaktionspartner nicht pausenlos an, sondern nimmt Kontakt auf, guckt wieder weg usw. Hier wird andauernder Blickkontakt als »Starren« und unangenehm empfunden.

Man kann die „Körperachse" einer Person definieren als die „Geradeaus-Blickrichtung".

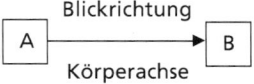

Der Orientierungswinkel beschreibt, *wie stark sich eine Person vom Interaktionspartner abwendet.*

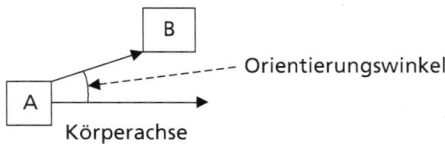

Stehen sich die Interaktionspartner Face-to-face gegenüber, ist der Orientierungswinkel Null.

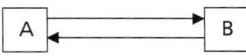

Abb. 12.1: Unterschiedliche Orientierungswinkel

Bei schwierigen oder peinlichen Themen vermeiden Personen Blickkontakt und sie wollen dann auch nicht »beobachtet« werden.

Auch wenn eine Person sich stärker öffnet, nimmt sie *weniger* Blickkontakt auf, z. T. deshalb, weil sie ihre Ressourcen für andere Aufgaben braucht.

Damit ist insgesamt eine Art von Blickkontakt am angenehmsten, bei dem eine Person einen Interaktionspartner immer wieder anschaut, zwischendurch aber wegschaut und dann, wenn die Person »in Ruhe gelassen werden will«, *weniger* Blickkontakt aufnimmt! Eine Person, die sich so verhält, wird als aufmerksam und zugewandt eingeschätzt.

Wird eine Person (aus ihrer subjektiven Sicht) von einer anderen Person zu lange angesehen, fühlt sie sich unbehaglich. Nimmt eine Person zu wenig Blickkontakt auf, wird sie als desinteressiert und z. T. als abweisend wahrgenommen. Personen, die Blickkontakt stark vermeiden, werden auch als sozial inkompetent eingeschätzt.

Durch Blickkontakt kann eine Person aber auch *Dominanz* ausdrücken. Viel Blickkontakt wird allgemein als Zeichen von Macht und Dominanz eingeschätzt. Personen mit höherem Status nehmen beim Zuhören weniger, beim Sprechen mehr Blickkontakt auf: Dieses Verhalten signalisiert, dass man viel Kontrolle über die Situation hat, und ist ein Dominanzverhalten.

Durch »Anstarren« kann eine Person versuchen, den Interaktionspartner einzuschüchtern (jemanden lange, ohne Pause, mit starrer Mine ansehen). In Wolfsrudeln werden durch solche Aktionen Machtkämpfe um den Status des Alpha-Wolfes ausgetragen (Okarma & Herzog, 2019). Aber auch Psychopathen nutzen solche Strategien, um Dominanz zu demonstrieren (Sachse & von Franqué, 2019).

Das bedeutet, dass eine sozial kompetente Person den Blickkontakt genau »dosieren« muss:

- Viel Blickkontakt wirkt kompetent, zugewandt u. a.!
- Zu viel Blickkontakt oder solcher in ungünstigen Situationen wirkt aversiv.

Gesten

Gesten, d. h. Bewegungen der Arme, Hände und Finger, sind wichtige Mittel der Kommunikation (vgl. Ekman & Friesen, 1969a, 1969b; Efron, 1941; Graham & Argyle, 1975; Freedman & Hoffmann, 1967; Harper et al., 1978; Mehrabian & Friedman, 1986). Sie treten als *Illustratoren* oder als *Manipulatoren* auf.

Illustratoren sind solche Gesten, die eine verbale Aussage betonen, unterstreichen oder gewissermaßen bildlich darstellen. Die Gesten haben die Funktion, die verbale Information zu verstärken, zu ergänzen, zu elaborieren oder bildlich zu demonstrieren: Sie sind »Ergänzungen« der verbal gegebenen Informationen.

Illustratoren sind z. B.:

- Taktgesten, die mit dem Sprechrhythmus gemacht werden;
- Zeigen auf Objekte;
- räumliche Bewegungen für bestimmte Sachverhalte wie »rund«, »unten«;
- Piktogramme wie das Zeichnen einer Wendeltreppe in die Luft;
- Idiogramme, die Gedanken nachzeichnen;
- Gesten, die körperliche Aktionen anzeigen.

Illustratoren können den Informationsgehalt verbaler Aussagen deutlich steigern.

Manipulatoren sind Bewegungen, die sich auf den eigenen Körper beziehen, also Teile des Körpers berühren: sich ans Kinn fassen, die Haare raufen, sich selbst streicheln. Das Ausmaß von Manipulatoren korreliert mit dem Ausmaß an psychischer Problematik. Sie sind oft ein Zeichen von Unsicherheit, Peinlichkeit, Verlegenheit oder von Lügen, manchmal von Emotionen wie Scham oder Schuld.

Unsicherheit erhöht das Ausmaß an Manipulatoren.

Körperhaltung

Das Ausmaß an Entspannung, das eine Person in einer Interaktion realisiert, stellt ein wesentliches soziales Signal dar.

Ein hohes Maß an Anspannung kann als soziale Unsicherheit oder Einschüchterung wahrgenommen werden.

Ein sehr hohes Ausmaß an Entspannung (»sich in den Stuhl fläzen«) wird jedoch als Dominanz-Signal wahrgenommen (»Ich kann es mir hier leisten, mich daneben zu benehmen.«) (Mehrabian, 1972).

Orientierungsachse

Ob sich eine Person einem Interaktionspartner zuwendet oder ob sie sich »wegdreht«, stellt ebenfalls ein wesentliches soziales Signal dar: Es zeigt buchstäblich, »wie man zu einem Interaktionspartner steht« (vgl. Cook, 1970; Russell et al., 1980).

Je weiter Personen voneinander entfernt stehen, desto stärker wählen sie eine frontale Orientierung. Einer Person, die man eher nicht mag, setzt man sich eher gegenüber. Bei einer Person, die man mag, setzt man sich eher seitlich.

In Kooperationssituationen nehmen Personen eher eine Über-Eck-Position, in Disputations- oder Konkurrenz-Situationen dagegen eher eine Face-to-face-Situation ein (Cook, 1970; Mehranbian, 1972). Eine Über-Eck-Position wird eher als »zwanglos« wahrgenommen, eine Face-to-face-Situation als förmlich.

Dies sind Gründe dafür, warum in Therapien Therapeut und Klient in einer »Über-Eck-Position« sitzen sollten.

Abstand, räumliche Nähe

Welchen Abstand Personen (z. B. beim Stehen) zueinander einnehmen, ist ein Signal für die Qualität der Beziehung, welches ein Interaktionspartner wahrnehmen kann, jedoch auch von Außenstehenden erkannt wird.

Jede Person hat einen »personal space«, einen persönlichen Raum, der sie umgibt. Der ist enger bei Freunden und Personen, die man mag und weiter bei Fremden oder bei Personen, die man nicht mag. Kommen einem Personen zu nahe, erzeugt das Unbehagen – zu große Distanz kann aber auch Unbehagen erzeugen.

Mag man eine Person möchte zu ihr eine Beziehung herstellen, dann reduziert man den Abstand.

Zwei Personen, die eine Liebesbeziehung haben, stehen sehr eng beieinander; da die Regulation zum Teil automatisch geschieht, bemerken die beiden Interaktionspartner das z. T. gar nicht.

Synchronisation

Synchronisation bedeutet, dass zwei Interaktionspartner gleichzeitig das gleiche nonverbale Verhalten zeigen, manchmal spiegelbildlich.

Eine hohe Synchronisation ist ein Zeichen einer guten Beziehung, eines guten und harmonischen Kontaktes (Kendon, 1972; LaFrance, 1979; Trout & Rosenfeld, 1980).

12.1.6 Paraverbale Signale

Paraverbale Signale sind:

- *Lautstärke*: Wie laut eine Person spricht, rangiert von leisem Flüstern bis »Brüllen«.
- *Sprechtempo*: Wie schnell spricht eine Person? D. h. wie viele Worte/Silben realisiert sie pro Zeiteinheit?

- *Frequenz/Stimmhöhe*: Das ist die Frequenz, in der eine Aussage realisiert wird. Die Spanne des Frequenz-Spektrums ist durch die individuellen Stimmbänder festgelegt, es gibt aber bei jeder Person eine Bandbreite von hoch zu tief.
- *Stimmklang*: Stimmklang bedeutet, dass verschiedene Frequenzen gleichzeitig realisiert werden, wobei jede Frequenz eine eigene Lautstärke (Amplitude) aufweist. Die Stimme kann daher hart oder weich klingen, scharf, harsch oder sanft.
- *Sprechrhythmus*: Die Sprache kann einem bestimmten Rhythmus folgen oder sie kann monoton sein.
- *Betonung*: Betonungen markieren bestimmte Wörter/Begriffe. Senken der Stimme in einer Aussage kann Inhalte betonen und zentriert die Aufmerksamkeit des Hörers (Dittman & Llewellyn, 1968). Der Sprecher betont bestimmte Worte oder Textpassagen, lenkt damit die Aufmerksamkeit des Hörers auf bestimmte Aspekte und markiert diese als »wichtig«. Dies kann man tun
  - durch *Lautstärke*: Man spricht bestimmte Worte *lauter* aus;
  - durch *Dehnung*: Man dehnt bestimmte Worte;
  - durch *Pausen*: Macht man *vor* dem Wort, das man betonen möchte, eine kurze (≤ 1 Sekunde) Pause, zentriert man die Aufmerksamkeit des Hörers auf diesen Begriff. Macht man *nach* einem Wort oder Text eine Pause (≥ 1 Sekunde), dann gibt man dem Hörer Gelegenheit, die Information besser zu verarbeiten. Auch dadurch verstärkt man die Wirkung des Inhalts;
  - durch *Verlangsamung* des Sprechtempos, durch *Hand- und Kopfbewegungen*, *Tonhöhe* oder die gezielte Aufnahme von *Blickkontakt*.
- *Pausen*: Pausen nehmen einen großen Teil der Redezeit ein. Ist das Thema anspruchsvoll, d. h. benötigt eine Person dazu viel kognitive Kapazität, verdoppelt sich der Anteil an Pausen (Goldmann-Eisler, 1968). Dabei sind diese Pausen »still«, d. h. die Person tut sonst nichts. Das gilt auch für andere Aktivitäten, bei denen eine Person viel an Ressourcen benötigt, z. B. bei therapeutischen Klärungsprozessen. Die Frage ist außerdem, macht ein Sprecher Pausen? Wenn ja, wie oft, wie lange und an welchen Stellen? Dabei kann eine Pause
  - eine ausgefüllte Pause sein, d. h. der Sprecher äußert »äh«, »oh«, »ähm« o. a.;
  - eine unausgefüllte Pause sein, d. h. der Sprecher schweigt einfach.

12.1.7 Phasen-Übergänge

Ein Klient bleibt oft eine längere Zeit in einem bestimmten »Ausdruck-Modus«, z. B. sitzt der Klient vornübergebeugt, stützt die Ellenbogen auf die Armlehnen und macht sparsame Bewegungen mit den Händen, während er verbal bestimmte Inhalte berichtet oder er sitzt relativ entspannt, den Körper zur Seite geneigt und macht so gut wie keine Gesten.

Eine solche Phase kann relativ lange dauern und in der Phase ist das Handeln des Klienten relativ einheitlich.

Doch dann ändert der Klient sein Handeln:

- Der Klient, der vornübergebeugt saß, setzt sich plötzlich zurück, legt eine Hand ans Kinn und schweigt.

- Der Klient, der entspannt saß, beugt sich plötzlich nach vorn und beginnt, heftige Armbewegungen zu machen.

Solche Arten von Wechseln werden auch als *Phasen-Übergänge* bezeichnet: Der Klient wechselt, meist in Sekunden, von einem Handlungsmodus in einen anderen.

Diese Phasenübergänge *können* sehr wesentliche Signale sein: Denn ein Klient kann einen *Grund* haben, einen solchen Wechsel zu realisieren. Dieser kann in einer Intervention des Therapeuten liegen oder auch dadurch entstehen, dass dem Klienten spontan etwas einfällt o. ä. D. h. ein Phasenübergang kann auf wichtige Prozesse beim Klienten hinweisen, die genauer zu klären sich lohnen könnte. Daher sollte ein Therapeut einen solchen Phasenübergang auf alle Fälle bemerken!

Wie immer bei nonverbalen oder paraverbalen Signalen *muss* der Phasenübergang aber nichts Wesentliches bedeuten: Er kann auch durch triviale Anlässe zustande kommen. Deshalb benötigt ein Therapeut auch hier für eine valide Interpretation weitere Informationen!

Dazu sollte ein Therapeut sich aber immer fragen, *was diesen Phasenübergang ausgelöst hat bzw. was er bedeutet*. Denn auch diese Signale kann ein Therapeut nur dann verstehen, wenn er zusätzliche Informationen heranziehen kann.

12.2 Wie Klienten mit non- oder paraverbalen Mitteln Interaktionsziele verfolgen

12.2.1 Einleitung

Wie bereits beschrieben verfolgen Klienten in Interaktionen allgemein und in der Interaktion mit dem Therapeuten im Besonderen bestimmte interaktionelle Ziele. Klienten mit PD verfolgen diese in hohem Maße mit intransparenten Mitteln, durch das Senden von Images und Appellen. Wie bereits beschrieben werden bei der Realisation von Images und Appellen in hohem Maße nonverbale und paraverbale Signale verwendet.

Das bedeutet aber, wenn Therapeuten zuverlässig und schnell Images und Appelle erkennen wollen, müssen sie diese Arten von Strategien erkennen. Sie sollten also wissen, welche non- und paraverbalen Mittel zur Verfolgung welcher interaktionellen Ziele verwendet werden.

Um solche Hypothesen schnell zu bilden, benötigen Therapeuten daher ein *Wissen*. Das folgende Kapitel dient dazu, ein solches Wissen zur Verfügung zu stellen.

12.2.2 Interaktionelles Ziel: Aufmerksamkeit bekommen

Klienten, insbesondere histrionische Klienten, wollen in sehr hohem Maße *Aufmerksamkeit* von Interaktionspartnern: Sie wollen, dass sie gesehen werden, gehört

12.2 Wie Klienten mit non- oder paraverbalen Mitteln Interaktionsziele verfolgen

werden, dass andere sie wichtig nehmen. Und sie möchten möglichst lange im »Zentrum der Aufmerksamkeit aller« stehen.

Dazu kann ihnen jedes Mittel recht sein und sie verwenden viele verbale Strategien: spannende Geschichten erzählen oder erfinden, sich selbst gut präsentieren, »spritzig« sein u.ä.

Das verbale Medium reicht aber nicht: Um Aufmerksamkeit wirksam zu erzielen, wollen die Personen eine gewisse *Dramatik* produzieren und das ist ohne den Einsatz nonverbaler und paraverbaler Mittel nicht möglich.

Zur Entwicklung von Dramatik benutzen die Personen

- viele, ausladende, hoch expressive Gesten im Sinne von Illustratoren: Sie unterstreichen Aussagen, illustrieren Sachverhalte, sie kommunizieren Emotionen und Befindlichkeiten. Das bedeutet, sie machen sehr viele, sehr expressive und z. T. ungewöhnliche Gesten;
- lebhafte, expressive Mimik: Die Mimik ist ausdrucksstark, wechselt je nach verbalem Inhalt, betont das Gesagte und macht die Signifikanz des Gesagten deutlich. Ob die Mimik dem »tatsächlichen« Empfinden entspricht oder die tatsächliche Emotion ausdrückt, ist zweitrangig. Vorrangig ist, *dass* etwas Interessantes, Ungewöhnliches zum Ausdruck gebracht wird;
- den Körper: Der ganze Körper wird zum Ausdruck genutzt: Der Körper »schwingt mit«, die Person bewegt den Oberkörper vor und zurück und seitwärts, wieder um das Gesagte zu unterstreichen und zu illustrieren;
- Emotionen: Diese *werden sehr deutlich* ausgedrückt, sowohl Freude als auch Trauer, Enttäuschung, Ekel usw. (unabhängig davon, ob sie »echt« sind);
- viele paraverbale Strategien: Sie betont durch Lautstärke, Pausen, Dehnungen, sie variiert Stimmlage und Stimmausdruck usw.

Wenn eine Person auf allen Kanälen derart viele Signale sendet, dann ist es für die Fesselung von Aufmerksamkeit wichtig, dass die Signale aufeinander abgestimmt sind: Sie müssen zusammenpassen, um sich gegenseitig verstärken zu können.

Im Grunde nutzt die Person das gesamte Spektrum des nonverbalen und paraverbalen Ausdrucks. Vielen Personen gelingt das recht gut, andere haben damit Probleme: *Dadurch* wirkt dann die Performance »gekünstelt«, »unecht«, »aufgesetzt«. Bei guter Abstimmung kann das Ganze aber wie ein »Gesamtkunstwerk« wirken.

In gewissem Umfang realisiert die Person solche Strategien auch dem Therapeuten gegenüber, d. h. der Therapeut sollte darauf achten, ob ein Klient auffällig viele Gesten verwendet, sehr ausdrucksstarke, mit vielen anderen Signalen verbundene Gesten und das besonders bei »dramatischen« verbalen Inhalten. Ein solches Interaktionsverhalten ist kein Zufall, es deutet auf eine eher histrionische Persönlichkeitsstörung hin.

Ein Therapeut sollte sich dadurch nicht beeindrucken und blenden lassen, sondern erkennen, *dass* die Person Images und Appelle sendet, und verstehen, welche das sind!

Will die Person Missbilligung oder Ablehnung kommunizieren, dann gelingt es ihr meist, *gezielt* Widersprüche in ihren Botschaften zu realisieren: Sie signalisiert verbal Zustimmung, nonverbal macht sie aber Ablehnung deutlich durch starren

Gesichtsausdruck, Runzeln der Stirn, harte Aussprache, Abwenden des Körpers usw. Der Interaktionspartner wird dadurch *verunsichert*, weil er die Diskrepanzen zwar bemerkt, sie oft aber nicht analysieren kann, also zwar weiß, *dass* etwas nicht stimmt, jedoch nicht, *was* nicht stimmt.

Selbst wenn er die Diskrepanzen wahrnehmen und benennen kann, kann die Person solche Aspekte ohne Weiteres leugnen: Spricht der Interaktionspartner die Person darauf an, kann sie sogar »zurückschlagen«: »Das bilden Sie sich alles ein!«. »Sie sind wohl leicht zu verunsichern!«, »Ich hatte mir schon gedacht, dass Sie mich nicht verstehen!« o. ä. Wenn der Interaktionspartner nicht aufpasst, kann alles, was er sagt, gegen ihn verwendet werden!

Ein Therapeut sollte daher besonders für solche Diskrepanzen sensibel sein: Sie machen sich oft erst in *diffusen Störgefühlen* bemerkbar. Diese sollte ein Therapeut auf jeden Fall ernst nehmen, sich dann aber fragen, *was* genau nicht stimmt und dann sorgfältig analysieren.

In Phase 1 sollte er den Klienten *nicht* darauf ansprechen, weil das konfrontativ wirken kann.

In Phase 2 kann er aber konfrontieren. Dabei sollte er aber *niemals etwas unterstellen* (z. B.: »Sie machen jetzt xy und wollen damit z.«). Zum einen hat der Therapeut immer nur Hypothesen und zum anderen führt ein solches Vorgehen zu massiver Reaktanz!

Also sollte der Therapeut immer *seinen Eindruck widerspruchsermöglichend zur Verfügung stellen*: »Korrigieren Sie, wenn ich mich irre, aber mein Eindruck ist, dass Sie mir mitteilen wollen, dass Sie mein Vorgehen missbilligen«. Streitet der Klient das ab, lässt der Therapeut die Aussage stehen, beharrt aber nie darauf: »Ich hatte den Eindruck, aber wenn Sie sagen, es stimmt nicht, dann akzeptiere ich das.« Der Therapeut »beharrt« aber nie auf seinem Eindruck, denn das würde in einen Machtkampf führen, den der Therapeut nie gewinnen kann, der ihn aber viel an Beziehungskredit kosten kann.

Falls der Therapeut die Diskrepanzen *genau benennen kann* (aber nur dann), kann er den Klienten auch damit konfrontieren: »Sie sagen mir X, aber Ihr Gesicht sagt mir Y.« Hier setzt der Therapeut erneut *Marker*. Er macht den Klienten immer wieder aufmerksam und signalisiert, dass er etwas erkannt hat und den Klienten »einlädt«, darüber zu sprechen.

Ein Therapeut sollte auch andere Arten von Diskrepanzen erkennen und beachten: So können solche Klienten auch *testen*, indem sie z. B. in die Stunde kommen und sagen, sie seien gekommen, um die Therapie zu beenden, weil sie mit dem Therapeuten unzufrieden sind. Hier liegt eine eindeutige Diskrepanz vor: Der Klient will die Therapie nicht mehr, aber er kommt und redet mit dem Therapeuten. Ein Therapeut muss sich also fragen: Was bedeutet diese Diskrepanz? Hier kann er erkennen, dass es sich um einen *Test* handelt: Der Klient kommt, um zu testen, wie der Therapeut auf Kritik reagiert!

Der Therapeut sollte beachten, dass Handlungen wie »im Stuhl sitzen bleiben« oder »zu spät kommen« u. a. *ebenfalls* nonverbale Signale sind, mit denen ein Klient eine Botschaft vermitteln kann.

Man geht als Therapeut besser von folgender Annahme aus: Alles kann Zufall sein, aber das ist höchst unwahrscheinlich. Meist bedeuten Handlungen, Signale usw. etwas und es lohnt sich fast immer herauszufinden, *was* sie bedeuten!

12.2.3 Interaktionelles Ziel: Distanz aufbauen und Distanz halten

Es gibt Klienten, die in hohem Maße zu Interaktionspartnern *Distanz* herstellen und aufrechterhalten möchten und die nicht wollen, dass Interaktionspartner ihnen zu nahekommen, zu viel über sie erfahren, zu viel Kontrolle gewinnen u.ä. Damit ist »Distanz« ein wesentliches interaktionelles Ziel.

Das Paradebeispiel dafür sind Klienten mit schizoider Persönlichkeitsstörung: Sie haben die Strategien zur Distanzhaltung bis zur Perfektion entwickelt. Sehr wesentliche Elemente dieser Strategie sind nonverbale und paraverbale Signale!

An diesen Strategien wird sich im Folgenden orientiert, um deutlich zu machen, wie sie funktionieren und was sie bewirken.

Allgemein besteht die Hauptstrategie einer schizoiden Distanzhaltung im Wesentlichen darin, *gar nicht* zu reagieren. Die Person geht in eine Interaktion und für eine solche Situation gelten soziale Regeln: Man begrüßt Personen, macht Smalltalk, lächelt, lächelt zurück, antwortet auf Fragen, sagt etwas von sich aus u. a. Die Person mit Distanzstrategie verletzt jedoch alle diese Regeln:

- Sie nimmt nicht von sich aus Kontakt auf, geht nicht auf Interaktionspartner zu, sondern bleibt für sich, sondert sich ab.
- Sie macht von sich aus keine Kommunikation, keinen Smalltalk o. a.
- Sie ergreift, wenn sie mit anderen zusammensteht, nie die Gesprächsinitiative.
- Wenn sie angesprochen wird, reagiert sie einsilbig (»Wie geht es Dir?« – »Gut.«).
- Sie zeigt aber auch keinerlei Mimik: Das Gesicht bleibt ausdruckslos, zeigt keine Emotionen, gibt nichts über Befindlichkeiten preis.
- Das ändert sich auch nicht, wenn Interaktionspartner versuchen, Kontakt aufzunehmen.
- Sie zeigt auch nur sehr wenig Gesten, wirkt steif, eingeschränkt.
- Manchmal nimmt die Person Blickkontakt auf, ohne eine Miene zu verziehen.

Das wirkt auf Interaktionspartner ganz besonders aversiv: Die mangelnde Reagibilität verunsichert Interaktionspartner sehr stark, sie wissen nicht, »wie sie ankommen«, was die Person über sie denkt und sie wissen auch nicht, was sie machen sollen, um eine Reaktion auszulösen.

Die Konsequenz ist klar: Alle Interaktionspartner *meiden* den Kontakt: Damit ist die Strategie aber extrem erfolgreich Sie hält andere effektiv auf Distanz.

Im Therapieprozess zeigen Klienten mit schizoider Persönlichkeitsstörung dem Therapeuten gegenüber auch dieses Verhalten.

Der Klient gibt dem Therapeuten die Hand, stellt sich vor und schweigt. Fragt der Therapeut etwas, antwortet der Klient einsilbig (»Haben Sie gut hergefunden?« – »Ja.«). Der Klient verzieht keine Miene, sitzt starr im Therapiesessel. Wenn der Therapeut lächelt, lächelt der Klient nicht zurück, ist der Therapeut freundlich, reagiert er nicht, macht der Therapeut einen Scherz, lacht er nicht (nicht einmal höflich). Auf Fragen des Therapeuten hin kann der Klient lange schweigen, manchmal schweigt er eine ganze Therapiestunde lang.

Für Therapeuten ist es hier extrem wichtig, sich nicht sabotiert zu fühlen, sondern sich klar zu machen, dass das Ganze ein Teil des Problems ist und dass der Klient das nicht tut, um den Therapeuten zu ärgern, sondern weil er nicht anders kann. Damit muss der Klient aber in der Therapie angemessenes soziales Reagieren erst wieder lernen – und das ist mühsam.

Dabei ist der Therapeut immer ein wichtiges *Modell* für konstruktives Sozialverhalten! Um Aber ein solches Modell sein zu können, muss der Therapeut *durchweg* »normal« sozial kommunizieren.

Als Person löst das Handeln des Klienten im Therapeuten aber die gleichen Tendenzen aus wie in anderen Personen:

- Eine Tendenz zur Distanz.
- Eine Tendenz, das eigene Ausdrucksverhalten ebenfalls »herunterzufahren« und nur noch minimal zu reagieren.

Ein Therapeut sollte sich daher darüber im Klaren sein, dass eine solche Tendenz fast sicher in ihm ausgelöst wird. Er sollte sie kontrollieren und sein Interaktionsverhalten so normal wie möglich halten (Supervision ist nötig, da man oft die Tendenz hat zu »überkompensieren«, also zu viel zu reagieren!).

Nur dann, wenn dem Therapeuten das gelingt, kann er angemessen mit dem Klienten umgehen und ein Modell für den Klienten sein.

12.2.4 Interaktionelles Ziel: Kommunikationskontrolle

Klienten können in Interaktionen das Ziel haben, den Interaktionspartner oder die Interaktion/Kommunikation in hohem Maße zu kontrollieren. Dazu können sie unterschiedliche Gründe haben:

- Sie können befürchten, dass Interaktionspartner zu viel über sie herausfinden und die Informationen gegen sie nutzen.
- Sie können befürchten, von Interaktionspartnern bewertet oder abgewertet zu werden.
- Sie können befürchten, von Interaktionspartnern kontrolliert, eingeschränkt o. a. zu werden.

In allen diesen Fällen ist es wichtig, ein hohes Ausmaß an *Kontrolle* über den Interaktionsprozess zu gewinnen. Dabei geht es nicht, wie bei »direkter Kontrolle«, darum, kurzzeitig und schnell Kontrolle zu gewinnen, weil der Therapeut eine »gefährliche Intervention« gemacht hat, vielmehr geht es darum, »prophylaktisch« Kontrolle über einen längeren Zeitraum auszuüben. Man kann dabei versuchen,

- den Prozess ständig unter Kontrolle zu halten, was aber sehr schwierig ist,
- den Prozess eine Zeit lang unter Kontrolle zu bekommen und versuchen, das immer wieder zeitweise zu realisieren.

12.2 Wie Klienten mit non- oder paraverbalen Mitteln Interaktionsziele verfolgen

Eine Kontrollmethode besteht beispielsweise darin, den Interaktionspartner/Therapeut zu *blockieren*, also zu verhindern, dass er überhaupt etwas äußern kann oder dafür zu sorgen, dass er möglichst wenig sagt.

Einfache Strategien bestehen darin, *sehr viel und schnell zu sprechen*, damit der Therapeut »gar nicht dazwischen kommt«, Interventionen des Therapeuten zu ignorieren und »double talk« zu produzieren (also dann, wenn der Therapeut etwas sagt, einfach weiterzureden, wodurch Klient und Therapeut gleichzeitig sprechen) oder schnell etwas zu sagen, wenn man bemerkt, dass der Therapeut dazu ansetzt, etwas zu sagen und »den Therapeuten niederbrettern«. Dies hat oft zur Folge, dass der Klient etwas sagen muss, obwohl er eigentlich noch nichts zu sagen hat. Also beginnt er, etwas zu sagen, stockt dann und macht eine Pause, um *nun* darüber nachzudenken, was er sagen könnte. Dieses Muster aus:

- schnelle Reaktion mit einem Text,
- stocken und Pause,
- dann Fortsetzung mit einem anderen Thema

ist charakteristisch für eine solche Strategie.

Man kann jedoch Kontrolle über eine Interaktion nicht nur durch schnelles Sprechen erreichen, sondern auch durch *langsames* Sprechen.

Es gibt eine »kommunikative Höflichkeitsregel«, dass man eine Person, die noch im Sprechvorgang ist, nicht unterbricht, auch dann nicht, wenn sie langsam spricht oder Pausen macht. Diese Regel kann man sich zunutze machen, um einen Interaktionspartner daran zu hindern, etwas zu sagen.

So beginnt der Klient einen Text, macht eine Pause (von 1–3 Sekunden), setzt den Text fort, macht eine Pause, setzt den Text fort usw. Folgt der Interaktionspartner der Höflichkeitsregel, wird er die ganze Zeit über blockiert: Er kann nichts sagen, es sei denn, er unterbricht.

Beispiel: Ein Klient sagt *sehr langsam* (in Klammern: Pausenzeit in Sekunden): »Gestern habe ich noch (2) mit meiner Tochter darüber gesprochen (3) und ihr gesagt (2), ich weiß nicht mehr (2), worüber ich mit Dir reden soll (4). Sie beschwert sich aber (3), dass ihr keiner helfen kann (3) und will (1). Ich habe ihr angeboten (3), mit ihr zusammen zu ihrem Exfreund zu fahren (4), aber sie hat mir gesagt (3), wenn (2), dann fährt sie alleine hin.«

Der Therapeut traut sich die ganze Zeit über nicht, den Klienten zu unterbrechen und wird durch die irrelevante Geschichte völlig blockiert: Der Klient, der diese Strategie fortsetzt, übt damit ein hohes Maß an Kontrolle über die Kommunikation aus.

Der Klient kann die Stunde aber auch mit einer anderen Kontrollstrategie beginnen: Er nimmt seine Brille ab und befasst sich ausgiebig damit, sie zu putzen. Sein Kommentar: »Ich muss mal eben meine Brille putzen (5 Sekunden Pause), sonst sehe ich so wenig.« Die ganze Aktion dauert 3 Minuten, in denen der Therapeut schweigt, da der Klient ihn nicht ansieht und deutlich macht, dass er sich jetzt mit seiner Brille befassen will.

Tatsächlich ist »Brille putzen« aber eine schlechte Ausrede, um Kommunikation zu blockieren, denn erstens kann man auch ohne Brille sprechen und »sprechen und

Brille putzen« sind eine Art von »Multitasking«, die man ohne Weiteres realisieren kann. Es wird sehr deutlich, dass es nicht um die Brille gehen kann, sondern darum, den Therapeuten zu blockieren.

Solche Kontrollstrategien sind sehr geschickt, denn sie sind hoch intransparent und der Klient kann jederzeit behaupten, »er putze ja nur seine Brille«.

12.2.5 Interaktionsziel: direkte Kontrolle

Wie ausgeführt bedeutet »direkte Kontrolle«, dass ein Klient *ganz spezifisch* bestimmte Interventionen des Therapeuten blockieren will. Es geht damit nicht um eine breit angelegte Kontrolle der Interaktion (wie im vorigen Abschnitt), sondern um eine gezielte Blockierung einer Intervention, die dem Klienten unangenehm ist.

Z. B. will ein Klient eine Frage des Therapeuten *nicht* beantworten (»Was genau denken Sie in der Situation?«) oder ihm missfällt eine Aussage des Therapeuten (wie »Im Grunde geht es nicht darum, dass Sie etwas nicht *können*, sondern darum, dass Sie es nicht *wollen*.«). Der Klient möchte sich davor drücken, sich mit der Intervention auseinandersetzen zu müssen. Dies kann er aber nur dann tun, wenn er gar nicht erst auf die Inhalte eingeht, denn tut er das, liefert er dem Therapeuten wieder Ansatzpunkte für neue Interventionen.

Außerdem muss der Klient *so* blockieren, dass er dafür *nicht die Verantwortung* übernehmen muss: Denn tut er das, kann der Therapeut dies wieder zum Ansatzpunkt für Fragen u. a. nehmen. Also muss er blockieren, ohne auf den Inhalt der Intervention einzugehen *und* ohne für die Blockade verantwortlich gemacht werden zu können.

Um das zu erreichen, gibt es nun ganz verschiedene Strategien: Die meisten davon sind eine Kombination von verbalen und nonverbalen/paraverbalen Botschaften. So kann der Klient zunächst mal eine Pause machen, dann hebt er die Hand, legt sie auf die Stirn, die Handfläche nach außen und sagt mit leidender Stimme, gepresster Aussprache, sehr leise und mit angehauchten Konsonanten: »Jetzt kommt mir alles hhhhhhoch.«

Angehauchte Konsonanten sind für die Entwicklung eines Dramatik-Effekts besonders hilfreich: Dabei werden die Eingangskonsonanten eines Wortes gedehnt und dabei »gehaucht«. Besonders gut geht das bei dem Buchstaben »h« (»Ich weiß nicht, wie lange ich noch hhhhhier bin.«). Es funktioniert aber auch mit »jjjjja«, z. B. als Antwort auf eine Frage.

Es ist sinnvoll, das Anhauchen von Konsonanten mit einer leidenden Stimme, leisem Sprechen, »gebrochener Stimme«, (dezentem) Stöhnen o. a. zu kombinieren.

Interessant ist vielleicht, dass angehauchte Konsonanten, die Frauen verwenden, in einem eher erotischen Kontext auf Männer erotisierend wirken: Dann werden sie jedoch anders vermittelt, eher fest, stark, fordernd u. a. Die Sängerin Tammy Wynette hat dies mit dem Lied »Stand by your Man« gut demonstriert: Sie schafft es sogar, ein »th« anzuhauchen. Dies zeigt erneut, wie kontextabhängig nonverbale oder paraverbale Signale wirken!

Ein Klient kann aber auch eine Strategie wählen, die *nur* para- und nonverbale Signale enthält: Er kann sich demonstrativ an die Brust fassen und stöhnen, als habe er eine Herzattacke, nach einer Therapeuten-Frage aus dem Stuhl aufspringen, zum Klo laufen und laut und demonstrativ kotzen oder, besonders dramatisch, er kann »vom Stuhl fallen«, sich auf dem Boden rollen und dabei stöhnen (ist aber glücklicherweise selten). Ein Klient kann auch nach vorne zusammensacken und leise stöhnen, gewissermaßen »in sich zusammenfallen«.

12.2.6 Interaktionsziel: Kümmern, Verantwortung übernehmen, Entlasten u. a.

Viele Klienten mit Persönlichkeitsstörung haben das Ziel, Interaktionspartner für ihre Zwecke einzuspannen, sie zu veranlassen, sich zu kümmern, ihnen Belastungen abzunehmen, ihnen Verantwortung für ihr Leben zu übergeben usw.

Derartige Ziele kann eine Person nie auf authentische Weise erreichen, denn man kann nicht zum Interaktionspartner gehen und ihn bitten, sich ausbeuten zu lassen.

Man braucht dazu also immer intransparente, manipulative Strategien. Für diese setzt man in aller Regel in hohem Maße nonverbale oder paraverbale Signale ein.

12.2.7 Interaktionsziel: Dominanz

Manche Personen neigen dazu, dominant zu sein. D. h. sie wollen in Interaktionen bestimmen, anderen vorschreiben, was sie wann, wie tun dürfen usw.

Sie wollen nicht, dass Interaktionspartner autonom sind und selbst über ihr Leben bestimmen. Sie wollen mitreden, gefragt werden. Und sie wollen, dass man ihnen und ihren Bedürfnissen Priorität einräumt. In Interaktionen verhalten sie sich fordernd, »raumgreifend« und handeln, ohne sich mit anderen abzustimmen oder andere zu fragen.

Sie halten sich allgemein für die »Bestimmer«. Dominanz geht sehr stark mit hohem Machtmotiv einher. D. h. dominantes Verhalten erlaubt die Hypothese, dass die Person ein ausgeprägtes Machtmotiv aufweist.

Natürlich genügt es nicht, nur eine Dominanztendenz zu haben: Man muss Dominanz vielmehr sozial durchsetzen, denn es gibt zwar Personen, die schnell unterwürfig reagieren, die meisten lassen sich jedoch nicht ohne Weiteres dominieren.

Aus diesem Grund gibt es eine Reihe von *Dominanz-Strategien*, mit deren Hilfe man seine Dominanz sozial durchzusetzen versuchen kann und auch diese Strategien weisen hohe Anteile nonverbaler und paraverbaler Signale auf (vgl. Henley & Harmon, 1985; Tiedens & Fragale, 2003).

Eine Strategie ist, wie schon ausgeführt, massiver Blickkontakt: Man fixiert einen Interaktionspartner und blickt ihn sehr lange an, ohne den Blick auch nur kurz abzuwenden und, wenn möglich, auch ohne zu blinzeln. Dabei realisiert man einen strengen, starren Gesichtsausdruck. Das Verhalten verändert man auch nicht, wenn der Interaktionspartner wegguckt, verunsichert wird, etwas äußert u.ä.

Die implizite Regel dieses Spiels heißt Wer als Erster wegguckt, hat verloren!

12.2.8 Expansives Verhalten

Diese Strategie besteht darin, sich (auf Kosten anderer) auszubreiten: bei einer gemeinsamen Arbeitsfläche mehr als die Hälfte der Fläche belegen, in einem gemeinsamen Schrank mehr als die Hälfte der Fächer zu füllen (ohne Absprache), am gemeinsamen Computer 80 % der verfügbaren Zeit zu verbringen oder bei einem Gespräch 80 % der Redezeit zu beanspruchen usw.

Ein Beispiel, das schon genannt wurde, ist der »gemeinsame Fußraum« bei einer Über-Eck-Sitzposition. Mit einem nicht dominanten Klienten einigt sich ein Therapeut mühelos: Jeder nimmt einen Teil des Raumes, ohne dass man sich groß abstimmen muss. Ein dominanter Klient breitet sich dagegen aus, z. B. indem er die Beine ausstreckt, die Beine in Richtung Therapeuten-Stuhl stellt o. ä., sodass dem Therapeuten kaum noch Raum bleibt.

12.3 Steuerung des Klienten-Prozesses durch den Therapeuten mit Hilfe para- und nonverbaler Signale

12.3.1 Prozesssteuerung

Viele Prozessstudien (vgl. Sachse, 2016a, 2016b; Sachse & Sachse, 2009) zeigen, dass es für einen konstruktiven Klientenprozess notwendig ist, dass ein Therapeut den Prozess in hohem Maße durch Interventionen *steuert*.

Dabei gibt der Therapeut »Anregungen«, er macht sogenannte »Bearbeitungsangebote«, die er im Sinne von Markern setzt.

Der Klient muss diese Angebote jedoch umsetzen und ob er das will, wann er das will und wie er das tut, sind die Entscheidungen des Klienten: D. h. der Therapeut steuert den Prozess, macht dem Klienten also deutlich, was der Klient nun sinnvollerweise tun kann bzw., wenn er Probleme lösen oder klären will, auch sinnvollerweise tun *sollte*, aber *den Prozess selbst muss der Klient machen*. Ein Therapeut kann den Prozess »nicht für den Klienten machen«. Er kann als »Prozessexperte« dem Klienten zeigen, wie man vorgehen kann, aber der Klient muss als »Inhaltsexperte« die Probleme dann selbst lösen, Handlungen umsetzen, Verhalten ändern usw.

Der Therapeut steuert die Klientenprozesse von Anfang an: zuerst durch Beziehungsgestaltung, durch Marker, später dann durch konfrontative Interventionen, Anleitung zu Disputation von Annahmen u. ä.

Den größten Teil der Steuerung nimmt der Therapeut durch *verbale Maßnahmen* vor: Er schlägt eine Fragestellung vor, macht eine Verbalisierung, stellt eine vertiefende Frage.

Dieser verbale Modus kann aber durch gezielte nonverbale und paraverbale Signale stark unterstützt werden.

12.3.2 Ein wesentlicher Grund für Steuerung: Verarbeitung von Informationen

Ein Klient muss im Therapieprozess schwierige Aufgaben bewältigen: Er muss Informationen aus dem Gedächtnis abrufen, Klärungsprozesse durchführen, Fragen beantworten, Informationen, die der Therapeut gibt, verarbeiten, Annahmen disputieren usw. Für alle diese Aufgaben braucht der Klient kognitive Verarbeitungskapazität, also kognitive Verarbeitungsressourcen. Diese muss er einsetzen, um die entsprechenden Aufgaben überhaupt durchführen zu können – und diese Aufgaben sind komplex, z. T. sogar hoch komplex. Ein Klient muss z. B.

- seine Aufmerksamkeit auf bestimmte Inhalte fokussieren und andere Inhalte ausblenden,
- aktiv Informationen im Gedächtnis abrufen,
- dabei gezielt Fragestellungen verfolgen; also gleichzeitig Informationen suchen und die Suche überwachen,
- bestimmte Verarbeitungsmodi einnehmen, z. B. eine internale Perspektive oder einen intuitiv-holistischen Modus,
- Aussagen des Therapeuten verstehen; also Wissen gezielt aktivieren, um Bedeutungen zu schaffen,
- neue Informationen in sein Wissen integrieren,
- Schemata disputieren (besonders komplex) und
- Schemata kognitiv verändern, wobei er die neuen Inhalte aufwendig in seine bestehenden Strukturen integrieren muss.

Alle diese Aufgaben sind kognitiv komplex und erfordern

- vom Klienten eine deutliche Aufmerksamkeitszentrierung,
- dass ein Klient bestimmte Arten von Prozessen vollzieht,
- beim Klienten *Zeit* (Alle Prozesse sind zeitaufwendig!).

Dabei sind sie umso zeitaufwendiger, je komplexer sie sind: Gerade die Integration neuer Schema-Inhalte in bestehende kognitiv-affektive Strukturen erfordert *viele Durchgänge*, viele Proben, viele Teilprozesse: Dies alles ist sehr zeitaufwendig.

Will ein Therapeut also diese Prozesse konstruktiv steuern, dann sollte er

- dem Klienten *verbal klare, verständliche Anweisungen geben*, die ein Klient leicht verstehen und umsetzen kann (muss ein Klient die Aussage eines Therapeuten erst dekodieren, »frisst« das wertvolle Kapazität);
- möglichst *kurze* Interventionen realisieren, denn jede lange Intervention »frisst« Verarbeitungskapazität, die der Klient aber dringend für andere Aufgaben braucht;
- möglichst wenig reden, denn je mehr er redet, desto mehr Kapazität »bindet« er; er sollte immer nur Aussagen machen, die notwendig sind, so viel Informationen geben, wie erforderlich ist und ansonsten im Wesentlichen »die Klappe halten«;

- den Klienten so wenig wie möglich »monologisieren« lassen, denn Monologe sind meist »mehr desselben« und implizieren eine eher ungünstige Bearbeitung.

Daher sollte ein Therapeut durch »*viele, kurze, gezielte Statements*« den Klienten unterbrechen und immer wieder versuchen, Marker zu setzen.

Man sollte hier beachten, dass »Unterbrechen« des Klienten an sich nicht das Problem ist: Es hängt davon ab, wie und womit man unterbricht. Daher sollte der Therapeut, der den Klienten unterbricht, immer freundlich und zugewandt sein, nie genervt oder ärgerlich und immer deutlich machen, dass er dies nicht tut, um den Klienten zu ärgern, sondern weil er den Klienten besser verstehen und den Klienten fördern will.

Inhaltlich sollte der Therapeut den Klienten mit Statements unterbrechen, die der Klient interessant, neu, spannend u. a. finden kann. Denn gelingt dies, dann empfindet der Klient das Statement gar nicht als »Unterbrechung«, sondern als »Förderung«.

Außerdem sollte der Therapeut viele komplementäre Statements machen, z. B.:

- »Das, was Sie sagen, ist sehr spannend. Ich würde aber den Aspekt XY gerne noch besser verstehen. Daher habe ich die Frage: AB.«
- »Sie haben offenbar schon sehr lange über das Thema nachgedacht. Dabei sind Sie mir natürlich weit voraus. Damit ich das Ganze auch verstehe, wäre es schön, wenn Sie die folgende Frage beantworten könnten: AB.«

Oder aber der Therapeut realisiert eine Kombination von Verbalisierung und Frage: »Dieser Aspekt ist Ihnen offenbar sehr wichtig. Was genau ist Ihnen daran so wichtig?«. Selbst dann, wenn der Klient sich zunächst einmal von seiner »Story« gar nicht abbringen lässt, zeigt der Therapeut durch solche Interventionen:

- Ich bin *präsent*, höre zu, interessiere mich.
- Ich würde den Klienten gerne verstehen und zwar noch genauer, noch besser.
- Ich möchte mich an einem »Gespräch« beteiligen und signalisieren, dass ich auch etwas zu sagen habe.
- Ich mache dem Klienten Vorschläge dazu, was er tun kann, womit er sich befassen könnte, aber es ist seine Entscheidung, ob er das tut.

12.3.3 Paraverbale Steuerung

Ein Therapeut muss immer *verbal* steuern, um dem Klienten eine eindeutige, gut verständliche Botschaft zu übermitteln (von wenigen Ausnahmen abgesehen). Er kann aber die Steuerungswirkung seiner Interventionen durch paraverbale Signale stark verbessern.

Ein wesentlicher Aspekt ist, dass ein Therapeut die Klienten-Prozesse *systematisch entschleunigt*: Hetzen Klienten durch Prozesse, sind sie hektisch, eilig u. a., dann sabotieren sie selbst in hohem Maße ihre Klärungs- und Umstrukturierungsprozesse.

Ein Klient *muss sich Zeit lassen*, Prozesse laufen lassen, Fragestellungen auf sich wirken lassen, Inhalte prüfen usw. Er sollte gründlich, nicht schnell vorgehen, neue Information durchdenken und »durchfühlen« und auf Stimmigkeit mit seinen anderen Annahmen, Überzeugungen usw. prüfen.

Das tun viele Klienten aber nicht: Sie sind hektisch, wollen schnell Lösungen, machen Druck usw. Ein Therapeut kann dieser Hektik Ruhe und Gelassenheit entgegensetzen und deutlich machen, dass

- Prozesse Zeit brauchen,
- man sich diese Zeit nehmen muss,
- Prozesse sich nicht forcieren lassen und
- Prozesse so lange dauern, wie sie dauern.

Jede Hektik, jeder Druck, den Klienten selbst aufbauen (den manchmal aber auch Therapeuten machen), *verschlechtert konstruktive Klientenprozesse signifikant*.

Eine paraverbale Möglichkeit, Prozesse zu entschleunigen, besteht darin, *langsam zu sprechen* (nicht übermäßig langsam, aber langsamer als im Alltag). Das veranlasst den Klienten, langsamer zu denken, Inhalte wirken zu lassen u.ä. Der Therapeut kann das auch verbal unterstützen, indem er sagt:

- »Nehmen Sie sich bitte Zeit.«
- »Lassen Sie den Inhalt XY auf sich wirken.«
- »Bitte nicht hetzen!«
- »Gründlichkeit ist wichtiger als Schnelligkeit.«
- »Wenn Sie eine Frage nicht sofort beantworten können, ist das ok. Es ist eine schwierige Frage und dafür braucht man Zeit.«
- »Ich verstehe gut, dass Sie das Problem schnell lösen möchten. Aber Sie sehen, dass es ein schwieriges Problem ist. Und die kann man nicht ›mal eben so‹ lösen!«

12.3.4 Pausen

Wie bereits beschrieben kann ein Sprecher durch (kurze) Pausen vor einem Wort oder Text deutlich machen, dass nun etwas Wichtiges kommt. Die Pause *markiert* damit das Folgende als relevant. Das steigert die Neugier und die Aufnahme-Bereitschaft des Klienten im Hinblick auf diesen Inhalt.

Die Pause zentriert die Aufmerksamkeit des Klienten auf diesen Inhalt. Und dieser Prozess läuft ganz automatisch, nicht intentional ab.

Ein Therapeut kann aber auch Pausen *nach* bestimmten Inhalten machen. Damit entschleunigt er Verarbeitungsprozesse und gibt dem Klienten Zeit, die Inhalte auf sich wirken zu lassen und zu verarbeiten. Wenn ein Therapeut etwas Wichtiges sagt, dann möchte er, dass der Klient das hört, seine Aufmerksamkeit darauf richtet und die Information integriert. Dazu ist eine Pause nach einem signifikanten Inhalt sehr hilfreich.

Darüber hinaus sollte ein Therapeut aber auch nach der Pause keine neuen Informationen geben, denn wenn der Klient diese verarbeiten muss, »überschreibt« er den Speicher, d. h. die relevante Information wird einfach »gelöscht«.

Spricht ein Therapeut schnell, ohne Pausen und gibt er dabei ständig neue Informationen, dann realisiert er *total ungünstige Strategien*: Denn der Klient kann keine einzige Information aufnehmen, speichern oder integrieren. Hier ist eindeutig weniger sehr viel mehr!

Daher sollte ein Therapeut nach einer »Verarbeitungspause« eben auch *keine* neue Information geben, sondern *Redundanzen* schaffen: Also sollte er dasselbe noch einmal sagen, mit dem gleichen oder auch mit etwas anderen Worten.

Redundanzen fördern Verarbeitungs- und Speicherungsprozesse! Daher sollte ein Therapeut gerade bei hoch relevanten Inhalten, die ein Klient sicher aufnehmen soll, gezielt Redundanzen herstellen. Eine wichtige Botschaft gibt der Therapeut daher langsam und inhaltlich so kurz und prägnant wie möglich. Er macht vor jedem wichtigen Inhalt eine kurze Pause, nach relevanten Inhalten Pausen und gibt dann die gleiche Information noch einmal.

Macht ein Therapeut solche Arten von Pausen, dann bemerken Klienten oft gar nicht, was der Therapeut genau tut, dennoch wirken diese Pausen stark steuernd auf den Verarbeitungsprozess des Klienten.

13 Schlussbemerkung

Es wird deutlich geworden sein, dass Klientinnen und Klienten mit starken Persönlichkeitsakzentuierungen hohe Anforderungen an Therapeuten stellen.

Wenn Therapeuten allerdings wissen, wie sie konstruktiv mit schwierigen Interaktionsproblemen umgehen können, können sie diese Klienten als Herausforderung betrachten und dann ist es sehr spannend und angenehm, mit ihnen therapeutisch zu arbeiten. Die interaktionelle Dynamik ist faszinierend und die therapeutische Arbeit wird nie langweilig.

Ich hoffe, durch dieses Buch dazu beigetragen zu haben, dass Therapeuten das so sehen und empfinden können.

Literatur

Argyle, M. (2013). *Körpersprache & Kommunikation.* Paderborn: Junfermann.
Argyle, M., Lefebvre, L. & Cook, M. (1974). The meaning of five patterns of gaze. *European Journal of Social Psychology, 4,* 385–402.
Argyle, M. & Williams, M. (1969). Observer or observed? A reversible perspective in person perception. *Sociometry, 32,* 396–412.
Beattie, G.W. (1983). *Talk: An analysis of speech and non-verbal behaviour in conversation.* Milton Keynes: Open University Press.
Beck, A.T. & Emery, G. (1981). *Kognitive Verhaltenstherapie bei Angst und Phobien. Eine Anleitung für Therapeuten* (Sonderheft 2). Tübingen: DGVT.
Beck, A.T. & Freeman, A. (1993). *Kognitive Therapie der Persönlichkeitsstörungen.* Weinheim: Psychologie Verlags Union.
Beck, A.T. & Greenberg, R. (1979). Kognitive Therapie bei der Behandlung von Depressionen. In: N. Hoffmann (Hrsg.), *Grundlagen kognitiver Therapien,* 177–203. Bern: Hans Huber.
Becker, K. & Sachse, R. (1998). *Therapeutisches Verstehen.* Göttingen: Hogrefe.
Beckmann, J. (2006). Konsequenzen der Entfremdung vom Selbst. In: R. Sachse & P. Schlebusch (Hrsg.), *Perspektiven Klärungsorientierter Psychotherapie,* 46–59. Lengerich: Pabst.
Braginsky, B.M., Grosse, M. & Ring, K. (1966). Controlling outcomes through impression-management: An experimental study of the manipulative tactics of mental patients. *Journal of Consulting Psychology, 30,* 295–300.
Brehm, J.W. (1968). Attitude change from threat to attitudinal freedom. In: A.G. Greenwald, T. C. Brock & T.M. Ostrom (Hrsg.), *Psychological Foundations of Attitudes,* 277–296. New York: Academic Press.
Brehm, J.W. (1972). *Responses to loss of freedom. A theory of psychological reactance.* Morristown: General Learning Press.
Breil, J. & Sachse, R. (2009). Ein-Personen-Rollenspiel (EPR). In: S. Fliegel & A. Kämmerer (Hrsg.), *Psychotherapeutische Schätze II,* 49–53. Tübingen: DGVT.
Breil, J. & Sachse, R. (2016). *Klärungsorientierte Psychotherapie der Borderline-Persönlichkeit.* Göttingen: Hogrefe.
Brunstein, J.C. (1993). Personal goals and subjective well-being: A longitudinal study. *Journal of Personality and Social Psychology, 65,* 1061–1070.
Brunstein, J.C. (1995). *Motivation nach Mißerfolg.* Göttingen: Hogrefe.
Brunstein, J.C. (2001). Persönliche Ziele und Handlungs- versus Lageorientierung: Wer bindet sich an realistische und bedürfniskongruente Ziele? *Zeitschrift für Differentielle und Diagnostische Psychologie, 22,* 1–12.
Brunstein, J.C. (2006). Implizite und explizite Motive. In: J. Heckhausen & H. Heckhausen (Hrsg.), *Motivation und Handeln,* 303–329. Heidelberg: Springer.
Brunstein, J.C. & Maier, G.W. (2005). Implicit and self-attributed motives to achieve: Two seperate but interacting needs. *Journal of Personality and Social Psychology, 89,* 205–222.
Caspar, F. (1986). Die Plananalyse als Konzept und Methode. *Verhaltensmodifikation, 4,* 235–256.
Caspar, F. (1989). *Beziehungen und Probleme verstehen. Eine Einführung in die psychotherapeutische Plananalyse.* Bern: Huber.
Caspar, F. (2007a). *Beziehungen und Probleme verstehen. Eine Einführung in die psychotherapeutische Plananalyse,* 3. Aufl. Bern: Huber.
Caspar, F. (2007b). Plananalyse. In: B. Röhrle, P. Schlottke & F. Caspar (Hrsg.), *Lehrbuch der klinisch-psychologischen Diagnostik,* 149–166. Stuttgart: Kohlhammer.

Caspar, F. (2008). Motivorientierte Beziehungsgestaltung – Konzept, Voraussetzungen bei den Patienten und Auswirkungen auf Prozess und Ergebnisse. In M. Hermer & B. Röhrle (Hrsg.), *Handbuch der therapeutischen Beziehung*, Bd. 1, 527–558. Tübingen: DGVT.
Caspar, F. & Grawe, K. (1982a). Vertikale Verhaltensanalyse (VVA): Analyse des Interaktionsverhaltens als Grundlage der Problemanalyse und Therapieplanung. Forschungsberichte aus dem Psychologischen Institut. Bern: Universität Bern.
Caspar, F. & Grawe, K. (1982b). Vertikale Verhaltensanalyse (VVA): Analyse des Interaktionsverhaltens als Grundlage der Problemanalyse und Therapieplanung. In H. Bommert & F. Petermann (Hrsg.), *Diagnostik und Praxiskontrolle in der klinischen Psychologie*, 25–29. München: Steinbauer & Rau.
Caspar, F. & Grawe, K. (1992). Psychotherapie: Anwendung von Methoden oder ein heuristischer integrierender Produktionsprozeß? *Report Psychologie*, 7, 10–22.
Caspar, F. & Grawe, K. (1996). Was spricht für, was gegen individuelle Fallkonzeptionen? - Überlegungen zu einem alten Problem aus einer neuen Perspektive. In: F. Caspar (Hrsg.), *Psychotherapeutische Problemanalyse*. 66–85. Tübingen: DGVT.
Cook, M. (1970). Experiments on orientation and proxemics. *Human Relations*, 23, 61–76.
Crocker, J., Fiske, S.T. & Taylor, S.E. (1984). Schematic bases of belief change. In: J.R. Eiser (Hrsg.), *Attitudinal judgement*, 197–226. New York: Springer.
Dilling, H., Mombour, W., Schmidt, M.H. & Schulte-Markwort, E. (2006). *Internationale Klassifikation psychischer Störungen, ICD-10, Kapitel V (F)*. Bern: Hans Huber.
Dittman, A.T. & Llewellyn, L.G. (1968). The Phonemic Clause as a unit of speech decoding. *Journal of Personality and Social Psychology*, 6, 341–349.
Efron, D. (1941). *Gesture and environment*. New York: King`s Crown Press.
Ekman, P. (1976). Movements with precise meaning. *Journal of Communication*, 26, 14–26.
Ekman, P. (2012). *Ich Weiss, dass du lügst. Was Gesichter verraten*. Reinbeck: Rowohlt.
Ekman, P. & Friesen, W.V. (1967). Head and body cues in the judgment of emotion: A reformulation. *Perceptual and Motor Skills*, 24, 711–724.
Ekman, P. & Friesen, W.V. (1968). Nonverbal behaviour in psychotherapy. *Research in Psychotherapy*, 3, 179–216.
Ekman, P. & Friesen, W.V. (1969a). The repertoire of nonverbal behaviour: Categories, origins, usage, and coding. *Semiotica*, 1, 49–98.
Ekman, P. & Friesen, W.V. (1969b). Nonverbal leakage and clues to deception. *Psychiatry*, 32, 88–106.
Ekman, P. & Friesen, W.V. (1975). *Unmasking the face: A guide to recognizing emotions from facial cues*. New York: Prentice Hall.
Ellyson, S.L., Dovidio, J.F. & Corson, R.L. (1981). Visual behavior differences in females as a function of self-perceived expertise. *Journal of Nonverbal Behavior*, 5, 164–171.
Exline, R.V. & Winters, L.C. (1966). Affective relations and mutual glances in dyads. In: S.S. Tomkins & C. Izard (Hrsg.), *Affect, Cognition, and Personality*. London: Tavistock.
Falkai, P. & Wittchen, H.-U. (2015). *Diagnostisches und Statistisches Manual Psychischer Störungen DSM-5*. Göttingen: Hogrefe.
Fasbender, J. & Sachse, R. (2018). Das Ein-Personen-Rollenspiel. *Psychotherapie im Dialog*, 19, 11–12.
Fiedler, P. (2007). *Persönlichkeitsstörungen*, 6. Aufl. Weinheim: Beltz.
Forgas, J.P. (1999). *Soziale Interaktion und Kommunikation*. Beltz: PVU.
Freedman, N. & Hoffman, S.P. (1967). Kinetic behavior in altered clinical states: Approach to objective analysis of motor behavior during interviews. *Perceptual and Motor Skills*, 24, 527–539.
Frindte, W. (2001). *Einführung in die Kommunikationspsychologie*. Weinheim: Beltz.
Frühauf, S., Figlioli, P., Böck, J. & Caspar, F. (2015a). Patients' self-presentational tactics as predictors of the early therapeutic alliance. *American Journal of Psychotherapy*, 69 (4), 379–397.
Frühauf, S., Figlioli, P. & Caspar, F. (2017). You won`t get me. Therapist responses to patient impression management tactics. *The Journal of Nervous and Mental Disease*, 205 (3), 217–226.
Frühauf, S., Figlioli, P., Öhler, D. & Caspar, F. 2015b). What to expect in the intake interview? Impression management tactics of psychotherapy patients. *Journal of Social and Clinical Psychology*, 34 (1), 28–49.

Gniech, G. & Grabitz, H.J. (1984). Freiheitseinengung und psychologische Reaktanz. In: D. Frey & M. Irle (Hrsg.), *Theorien der Sozialpsychologie, Bd. 1: Kognitive Theorien*, 48–73. Bern: Huber.
Goldman-Eisler, F. (1968). *Psycholinguistics: Experiments in spontaneous speech*. London: Academic Press.
Graham, J.A. & Argyle, M. (1975). A cross-cultural study of the communication of extra-verbal meaning by gestures. *International Journal of Psychology, 10*, 56–67.
Grawe, K. & Caspar, F.M. (1984). Die Plananalyse als Konzept und Instrument für die Psychotherapieforschung. In U. Baumann (Hrsg.), *Psychotherapieforschung. Makro- und Mikroperspektive*, 177–197. Göttingen: Hogrefe.
Grice, H.P. (1975). Logic and conversation. In: P. Cole & J.L. Morgan (Hrsg.), *Syntax and semantics 3: Speed acts*. New York: Academic Press.
Grice, H.P. (1978). Some further notes on logic and conversation. In: P. Cole (Hrsg.), *Syntax and semantics 9: Pragmatics*. New York: Academic Press.
Haken, H. & Schiepek, G. (2010). *Synergetik in der Psychologie*. Göttingen: Hogrefe.
Harper, R.G, Wiens, A.N. & Matarazzo, J.D. (1978). *Nonverbal Communication*. New York: Wiley.
Henley, N.M. & Harmon, S. (1985). The nonverbal semantics of power and gender: A perceptual study. In: S.L. Ellyson & J.F. Dovidio (Hrsg.), *Power, dominance, and nonverbal behavior*, 151–164. New York: Springer.
Higgins, C.A., Judge, T.A. & Ferris, G.R. (2003). Influence tactics and work outcomes: A meta-analysis. *Journal of Organizational Behavior, 24*, 89–106.
Hogg, M.A. & Vaughan, G.M. (2011). *Social Psychology*. Harlow: Pearson.
Howard, J.A., Blumstein, P. & Schwartz, P. (1986). Sex, power, and influence tactics in intimate relationships. *Journal of Personality and Social Psychology, 51*, 102–109.
Jellison, J.M. & Ickes, W.J. (1974). The power of the glance: Desire to see and be seen in cooperative and competitive situations. *Journal of Experimental Social Psychology, 10*, 444–450.
Kendon, A. (1972). Some relationships between body motion and speech: An analysis of an example. In: A.W. Siegman & B. Pope (Hrsg.), *Studies in Dyadic Communication*. New York: Pergamon.
Kipnis, D., Schmidt, S.M. & Wilkinson, I. (1980). Intraorganizational influence tactics: Explorations in getting one`s way. *Journal of Applied Psychology, 65*, 440–452.
Kleinke, C.L. (1986). Gaze and eye contact: A research review. *Psychological Bulletin, 100*, 78–100.
Kuhl, J. & Beckmann, J. (1994). Alienation: Ignoring one`s preferences. In J. Kuhl & J. Beckmann (Hrsg.), *Volition and personality: Action versus state orientation*, 375–390. Göttingen: Hogrefe.
Kuhl, J. & Kaschel, R. (2004). Entfremdung als Krankheitsursache: Selbstregulation von Affekten und integrative Kompetenz. *Psychologische Rundschau, 55 (2)*, 61–71.
LaFrance, M. (1979). Non-verbal synchrony and rapport: An analysis by the cross-lag-panel technique. *Social Psychology Quarterly, 42*, 66–70.
Leary, M.R. & Kowalski, R.M. (1990). Impression management: A literature review and two component model. *Psychological Bulletin, 107*, 34–47.
McClelland, D.C., Koestner, R. & Weinberger, J. (1989). How do self-attributed and implicit motives differ? *Psychological Review, 96*, 690–702.
Mehrabian, A. (1972). *Nonverbal Communication*. Chicago/New York: Aldine-Athertot.
Mehrabian, A. & Friedman, S.L. (1986). An analysis of fidgeting and associated individual differences. *Journal of Personality, 54*, 406–429.
Merten, K. (2007). *Einführung in die Kommunikationswissenschaft. Grundlagen der Kommunikationswissenschaft*. Münster: LIT.
Okarma, H. & Herzog, S. (2019). *Handbuch Wolf*. Stuttgart: Kosmos.
Pontari, B.A. & Schlenker, B.R. (2004). Providing and withholding impression management support for romantic partners: Gender of the audience matters. *Journal of Experimental Social Psychology, 40*, 41–51.
Püschel, O. & Sachse, R. (2009). Eine motivationstheoretische Fundierung Klärungsorientierter Psychotherapie. In: R. Sachse, J. Fasbender, J. Breil & O. Püschel (Hrsg.), *Grundlagen und Konzepte Klärungsorientierter Psychotherapie*, 89–110. Göttingen: Hogrefe.

Russell, J.C., Firestone, L.J. & Baron, R.M. (1980). Seating arrangement and social influence: Moderated by reinforcement meaning and internal-external control. *Social Psychology Quarterly, 43*, 103–109.
Sachse, R. (1993). Empathie. In: A. Schorr (Hrsg.), *Handwörterbuch der Angewandten Psychologie*, 170–173. Bonn: Deutscher Psychologen-Verlag.
Sachse, R. (1997). *Persönlichkeitsstörungen: Psychotherapie dysfunktionaler Interaktionsstile*. Göttingen: Hogrefe.
Sachse, R. (1999). *Persönlichkeitsstörungen. Psychotherapie dysfunktionaler Interaktionsstile*. 2. Aufl. Göttingen: Hogrefe.
Sachse, R. (2000). Perspektiven der therapeutischen Beziehungsgestaltung. In: M. Hermer (Hrsg.), *Psychotherapeutische Perspektiven am Beginn des 21. Jahrhunderts*, 157–176. Tübingen: DGVT.
Sachse, R. (2001). *Psychologische Psychotherapie der Persönlichkeitsstörungen*. Göttingen: Hogrefe.
Sachse, R. (2002). *Histrionische und narzisstische Persönlichkeitsstörungen*. Göttingen: Hogrefe.
Sachse, R. (2003). *Klärungsorientierte Psychotherapie*. Göttingen: Hogrefe.
Sachse, R. (2004a). Schwierige Interaktionssituationen im Psychotherapieprozess. In: W. Lutz, Kosfelder, J. & Joormann, J. (Hrsg.), *Misserfolge und Abbrüche in der Psychotherapie*, 123–144. Bern: Huber.
Sachse, R. (2004b). Histrionische und narzisstische Persönlichkeitsstörungen. In: R. Merod (Hrsg.), *Behandlung von Persönlichkeitsstörungen*, 357–404. Tübingen: DGVT.
Sachse, R. (2004c). *Persönlichkeitsstörungen. Leitfaden für eine Psychologische Psychotherapie*. Göttingen: Hogrefe.
Sachse, R. (2006a). *Persönlichkeitsstörungen verstehen – Zum Umgang mit schwierigen Klienten*. Bonn: Psychiatrie-Verlag.
Sachse, R. (2006b). Narzisstische Persönlichkeitsstörungen. *Psychotherapie, 11 (2)*, 241–246.
Sachse, R. (2006c). *Therapeutische Beziehungsgestaltung*. Göttingen: Hogrefe.
Sachse, R. (2007). *Wie manipuliere ich meinen Partner – aber richtig*. Stuttgart: Klett-Cotta.
Sachse, R. (2008). Histrionische und narzisstische Persönlichkeitsstörung. In: M. Hermer & B. Röhrle (Hrsg.), *Handbuch der therapeutischen Beziehung, Bd. 2*, 1105–1125. Tübingen: DGVT.
Sachse, R. (2011). Empathie. In: M. Linden & M. Hautzinger (Hrsg.), *Verhaltenstherapiemanual*, 121–126. Berlin: Springer.
Sachse, R. (2013a). Das Ein-Personen-Rollenspiel: Ein therapeutisches Rahmenmodell. *Psychotherapie im Dialog, 3*, 43–47.
Sachse, R. (2013b). *Persönlichkeitsstörungen: Leitfaden für eine psychologische Psychotherapie*, 2. Aufl. Göttingen: Hogrefe.
Sachse, R. (2014a). Klärungsorientierte Verhaltenstherapie des Narzissmus. In: S. Sulz & Th. Bronisch (Hrsg.), *Verständnis und Psychotherapie der narzisstischen Persönlichkeitsstörung*, 43–51. München: CIP-Medien.
Sachse, R. (2014b). *Manipulation und Selbsttäuschung. Wie gestalte ich mir die Welt so, dass sie mir gefällt: Manipulationen nutzen und abwenden*. Berlin: Springer.
Sachse, R. (2014c). Schemata und ihre Relevanz für affektive und emotionale Verarbeitung. In: R. Sachse & T.A. Langens (Hrsg.), *Emotionen und Affekte in der Psychotherapie*, 56–70. Göttingen: Hogrefe.
Sachse, R. (2015a). Ein-Personen-Rollenspiel: Vorgehen, Anwendungsbereiche und Einsatz im Therapieprozess. In: R. Sachse, S. Schirm & S. Kiszkenow (Hrsg.), *Klärungsorientierte Psychotherapie in der Praxis*, 53–62. Lengerich: Pabst.
Sachse, R. (2015b). Das Persönlichkeitsstörungs-Rating-System. In: R. Sachse, S. Schirm & S. Kiszkenow (Hrsg.), *Klärungsorientierte Psychotherapie in der Praxis*, 29–52. Lengerich: Pabst.
Sachse, R. (2015c). Änderungs- und Stabilisierungsmotivation in der Therapie und ihre therapeutische Beeinflussung. In: R. Sachse, S. Schirm & S. Kiszkenow-Bäker (Hrsg.), *Klärungsorientierte Psychotherapie in der Praxis*, 111–122. Lengerich: Pabst.
Sachse, R. (2016a). *Klärungsprozesse in der Klärungsorientierten Psychotherapie*. Göttingen: Hogrefe.
Sachse, R. (2016b). *Grundlagen Klärungsorientierter Psychotherapie*. Göttingen: Hogrefe

Sachse, R. (2016c). Prozess-Studien zur Klärungsorientierten Psychotherapie und daraus abgeleitet therapeutische Konsequenzen. In: R. Sachse & M. Sachse (Hrsg.), *Forschung in der Klärungsorientierten Psychotherapie*, 13–24. Lengerich: Pabst.
Sachse, R. (2017a). *Therapeutische Informationsverarbeitung – Verstehen und Modellbildung im Therapieprozess*. Göttingen: Hogrefe.
Sachse, R. (2017b). Beziehungsgestaltung in der Klärungsorientierten Verhaltenstherapie. In: Verhaltenstherapie und Verhaltensmedizin, 38, 344–359. Göttingen: Hogrefe.
Sachse, R. (2018). *Persönlichkeitsstörungen verstehen*. 10. Aufl. Köln: Psychiatrie-Verlag.
Sachse, R. (2019a). *Persönlichkeitsstörungen*. 3. Aufl. Göttingen: Hogrefe.
Sachse, R. (2019b). *Personality disorders*. Göttingen: Hogrefe.
Sachse, R. (2019c). *Persönlichkeitsstile*. Paderborn: Junfermann.
Sachse, R. (2020a). *Das Persönlichkeitsstörungs-Rating-System*. Göttingen: Hogrefe.
Sachse, R. (2020b). Probleme bei der Diagnostik von Persönlichkeitsstörungen. In: R. Sachse & S. Kiszkenow-Bäker (Hrsg.), *Komorbiditäten bei Persönlichkeitsstörungen*, 8–32. Göttingen: Hogrefe.
Sachse, R. (2020c). *Die Psychologie der Selbsttäuschung*. Heidelberg: Springer.
Sachse, R., Breil, J. & Fasbender, J. (2009a). Beziehungsmotive und Schemata: Eine Heuristik. In: R. Sachse, J. Fasbender, J. Breil & O. Püschel (Hrsg.), *Grundlagen und Konzepte Klärungsorientierter Psychotherapie*, 66–88. Göttingen: Hogrefe.
Sachse, R. & Fasbender, J. (2013). Einpersonenrollenspiel. In: W. Senf, M. Broda & B. Wilms (Hrsg.), *Techniken der Psychotherapie. Ein Methodenübergreifendes Kompendium*, 83–86. Stuttgart: Georg Thieme Verlagsgruppe.
Sachse, R. & Fasbender, J. (2017). Klärungsorientierte Psychotherapie. Problematische Schemata klären und bearbeiten. In: D. Berthold, J. Gramm, M. Gaspar & U. Sibelius (Hrsg.), *Psychotherapeutische Perspektiven am Lebensende*, 211–230. Göttingen: Vandenhoeck & Ruprecht.
Sachse, R., Fasbender, J. & Breil, J. (2009b). Klärungsprozesse: Was soll im Therapieprozess geklärt werden? In: R. Sachse, J. Fasbender, J. Breil & O. Püschel (Hrsg.), *Grundlagen und Konzepte Klärungsorientierter Psychotherapie*, 36–64. Göttingen: Hogrefe.
Sachse, R., Fasbender, J., Breil, J. & Sachse, M. (2011). Bearbeitung von Schemata im Ein-Personen-Rollenspiel. In: R. Sachse, J. Fasbender, J. Breil & M. Sachse (Hrsg.), *Perspektiven Klärungsorientierter Psychotherapie II*, 184–204. Lengerich: Pabst.
Sachse, R., Fasbender, J. & Sachse, M. (2014). *Klärungsorientierte Psychotherapie der selbstunsicheren Persönlichkeitsstörung*. Göttingen: Hogrefe.
Sachse, R. & Kiszekenow-Bäker, S. (2020a). *Komorbiditäten bei Persönlichkeitsstörungen*. Göttingen: Hogrefe.
Sachse, R. & Kiszekenow-Bäker, S. (2020b). Das Komorbiditäts-Problem. In: R. Sachse & S. Kiszkenow-Bäker (Hrsg.), *Komorbiditäten bei Persönlichkeitsstörungen*, 38–43. Göttingen: Hogrefe.
Sachse, R. & Kiszekenow-Bäker, S. (2020c). Zur Theorie von Komorbiditäten. In: R. Sachse & S. Kiszkenow-Bäker (Hrsg.), *Komorbiditäten bei Persönlichkeitsstörungen*, 44–51. Göttingen: Hogrefe.
Sachse, R. & Kiszekenow-Bäker, S. (2020d). Komorbiditäten von Persönlichkeitsstörungen mit Achse-I-Störungen. In: R. Sachse & S. Kiszkenow-Bäker (Hrsg.), *Komorbiditäten bei Persönlichkeitsstörungen*, 52–65. Göttingen: Hogrefe.
Sachse, R. & Kiszekenow-Bäker, S. (2020e). Komorbiditäten zwischen Persönlichkeitsstörungen. In: R. Sachse & S. Kiszkenow-Bäker (Hrsg.), *Komorbiditäten bei Persönlichkeitsstörungen*, 66–78. Göttingen: Hogrefe.
Sachse, R. & Kramer, U. (2016). Die Schema-Borderline-Störung. In: R. Sachse & M. Sachse (Hrsg.), *Klärungsprozesse in der Praxis II*, 75–104. Lengerich: Pabst.
Sachse, R. & Langens, T.A. (2014). Implikationsstrukturen von Emotionen. In: R. Sachse & T.A. Langens (Hrsg.), *Emotionen und Affekte in der Psychotherapie*, 47–55. Göttingen: Hogrefe.
Sachse, R., Langens, T.A. & Sachse, M. (2018). *Klienten motivieren*. 2. Aufl. Köln: Psychiatrie-Verlag.
Sachse, R., Püschel, O., Fasbender, J. & Breil, J. (2008). *Klärungsorientierte Schema-Bearbeitung – Dysfunktionale Schemata effektiv verändern*. Göttingen: Hogrefe.

Sachse, R. & Sachse, M. (2009). Klärungsorientierte Psychotherapie: Empirische Ergebnisse und Schlussfolgerungen für die Praxis. In: R. Sachse, J. Fasbender, J. Breil & O. Püschel (Hrsg.), *Grundlagen und Konzepte Klärungsorientierter Psychotherapie*, 232–252. Göttingen: Hogrefe.

Sachse, R., Sachse, M. & Fasbender, J. (2010). *Klärungsorientierte Psychotherapie von Persönlichkeitsstörungen*. Göttingen: Hogrefe.

Sachse, R., Sachse, M. & Fasbender, J. (2011). *Klärungsorientierte Psychotherapie der narzisstischen Persönlichkeitsstörung*. Göttingen: Hogrefe.

Sachse, R., Sachse, M. & Fasbender, J. (2016). *Grundlagen Klärungsorientierter Psychotherapie*. Göttingen: Hogrefe.

Sachse, R. & Schirm, S. (2015). Klärungsorientierte Psychotherapie bei narzisstischer Persönlichkeitsstörung. In: R. Sachse, S. Schirm & S. Kiszkenow (Hrsg.), *Klärungsorientierte Psychotherapie in der Praxis*, 153–168. Lengerich: Pabst.

Sachse, R. & von Franqué, F. (2019). *Interaktionsspiele bei Psychopathie*. Heidelberg: Springer.

Sachse, R. & Wahlburg, M. (2017a). *Umgang mit narzisstisch geprägten Klienten: Professionelles Fallverständnis und motivierende Therapie unter strafrechtlichen Bedingungen*. Bonn: Psychiatrie.

Sachse, R. & Wahlburg, M. (2017b). Fallverständnis und klärungsorientiertes Vorgehen bei Klienten mit narzisstischen Störungen im forensischen Setting. In: N. Saimeh (Hrsg.), *Therapie und Sicherheit im Maßregelvollzug*, 245-256. Berlin: Medizinisch Wissenschaftliche Verlagsgesellschaft.

Schütz, A. (1995). Entertainers, experts, or public servants? Politicians' self-presentation on television talk shows. *Political Communication, 12*, 211–221.

Schwarz, N. (1985). Theorien konzeptgesteuerter Informationsverarbeitung in der Sozialpsychologie. In: D. Frey & M. Irle (Hrsg.), *Theorien der Sozialpsychologie, Bd. 3*, 269–291. Bern: Huber.

Sommer, R. (1969). *Personal Space: The Behavioral Basis of Design*. Englewood Cliffs, NJ: Prentice-Hall.

Taylor, S.E. & Crocker, J. (1981). Schematic bases of social information processing. In: E.T. Higgins, P. Herman & M. Zanna (Eds.), *Social cognition: The Ontario Symposium, Vol. 1*. Hillsdale: Erlbaum.

Tedeschi, J.T., Lindskold, S. & Rosenfeld, P. (1985). *Introduction to social psychology*. St. Paul: West Publishing Company.

Tedeschi, J.T. & Norman, N. (1985). Social power, self-presentation, and the self. In: B.R. Schlenker (Ed.), *The self and social life*, 293–322. New York: McGraw-Hill.

Tedeschi, J.T. & Riess, M. (1981). Identities, the phenomenal self, and laboratory research. In: J.T. Tedeschi (Ed.), *Impression management theory and social psychological research*, 3–22. New York: Academic Press.

Tedeschi, J.T., Schlenker, B.R. & Bonoma, T.V (1973). *Conflict, power and games: The experimental study of interpersonal relations*. Chicago: Aldine.

Tiedens, L.Z. & Fragale, A.R. (2003). Power moves: Complementarity in dominant and submissive nonverbal behaviour. *Journal of Personality and Social Psychology, 84*, 558–568.

Trout, D.K. & Rosenfeld, H.M. (1980). The effect of postural lean and body congruence on the judgment of psychotherapeutic rapport. *Journal of Nonverbal Behavior, 4*, 176–190.

Wicklund, R.A. (1974). *Feedom and reactance*. New York: John Wyley.

Sachwortregister

A

Akzeptieren 16, 18, 73–75, 79, 97–98, 113–114, 116, 118–119
Änderungsmotivation 11–12, 36–37, 41, 44–45, 77, 102, 120, 123, 126, 128–129
Anerkennung 14–16, 26–28, 49, 58, 78–80, 82–84, 93, 135
Appell 31–33, 52, 55, 57, 61, 93, 138
Arbeitsauftrag 42, 44
Armes Schwein 58, 62
Autonomie 14, 18, 88

B

Beharrungskosten 122
Beharrungstendenz 121, 129
Beziehungsangebot 94, 99, 115
Beziehungsgestaltung 34, 38, 43, 63, 72–74, 76
Beziehungsmotiv 13, 26–28, 48–49, 76, 78
Beziehungsschemata 24–25

D

Direkte Kontrolle 99, 158
Distanz 38, 63–64, 155
Dominanz 148, 159
Dramatik 39, 58, 61, 153
Dysfunktionale Schemata 20–21, 25

E

Ein-Personen-Rollenspiel 45, 69
Emotionale Wärme 73, 75
Empathisches Verstehen 54, 73
Entpathologisierung 65
Eröffnung der Therapie 67

F

Fallkonzept 46–48

G

Grenzen 14, 18, 40, 52, 89–90, 97

I

Ich-Syntonie 12, 36, 120
Illustrator 149, 153
Image 31, 52, 55, 57–58, 61, 93, 138
Immer ich 60, 62
impression-management-theory 30
Intentionen von Tests 116, 118
Interaktionstest 12, 34

K

Kante des Möglichen 69, 81, 88
Klärung 42, 77, 138
Klienten-Modell 45
Kommunikationskanäle 75, 142
Komorbidität 132–135
Kompensatorische Schemata 24, 27, 49
Komplementarität 57, 76, 78, 80–88
Konfrontation 101–102, 104, 106, 109, 112
konzeptuelles Verstehen 53–54
Körperhaltung 31–32, 83, 147, 149
Kosten 21, 37, 120–121, 123–126, 129
Kosten-Reduktionsmotivation 37, 41

L

Leitfragen 47, 56
Loyalität 73, 75–76, 86

M

Manipulation 12, 28–29, 31, 33, 57, 92, 95, 100, 139, 149
Marker 43, 81, 84, 103, 125
Misstrauen 12, 25, 34–35, 41, 72, 114, 137
Modell der doppelten Handlungsregulation 13, 28
Mords-Molly 58, 61
Moses 60, 62

N

Nähe-Störungen 35, 38, 63–64, 140
Nonverbale Kommunikation 12, 32, 83, 141–142, 146–147, 160
Normative Schemata 25

O

Opfer anderer Personen 59
Opfer der Umstände 59

P

Paraverbale Signale 141, 150, 162
Pausen 32, 151, 163
Plausibilitätsfallen 66
Prozessmodell 46
Prozesssteuerung 160

R

Reaktanz 18, 88, 125, 154
Regeln 26, 106
Regel-Schemata 24, 26
Respekt 73, 75
Ressourcen 20, 29, 66, 129
Reziprozitätsregel 30

S

Schema-Matrix 26, 28, 48
Schemata 19–24, 26, 28, 48
Selbst-Schemata 20, 24–25
Signalkongruenz 73, 75, 142, 144
Sitzposition 69
Solidarität 14, 17, 75, 85–86, 116

T

Territorialität 14, 18, 89
Test 114, 117
Therapie-Phasen 42

V

Veränderungsgewinne 122
Veränderungskosten 121, 129
Verfügbarkeit 95
Verlässlichkeit 14, 17, 84–85, 116
Vermeidungsziele 25–26, 126, 128
Verstehen 12–13, 53, 73, 75, 145

W

Wichtigkeit 14, 16, 77, 82–83, 116